白衣天使的天堂路

護理師咩姐、牛皮的醫院修（崩）煉（潰）日誌

圖／咩姐　文／牛皮

太雅

Contents 目錄

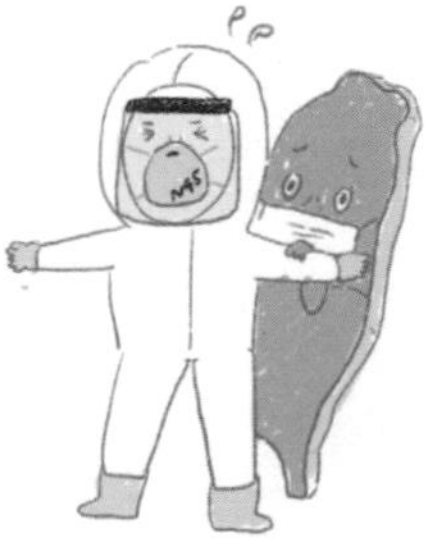

Chapter 01
醫院體制何其多

Chapter 02
醫生醫事

Chapter 03
天堂路上的奇人軼事

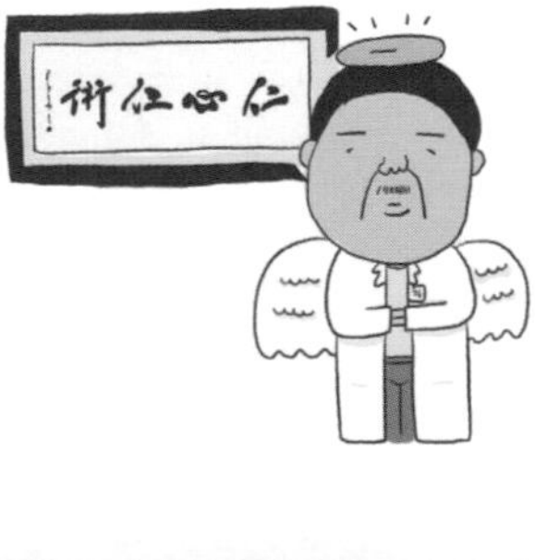

Chapter 04

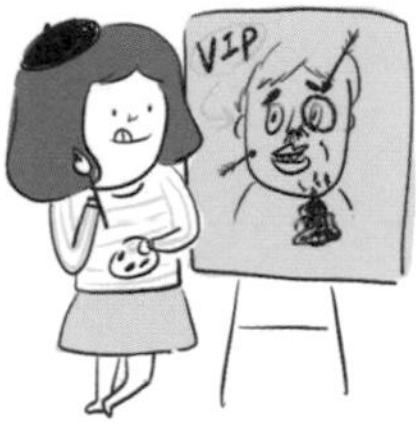

Chapter 05

附錄

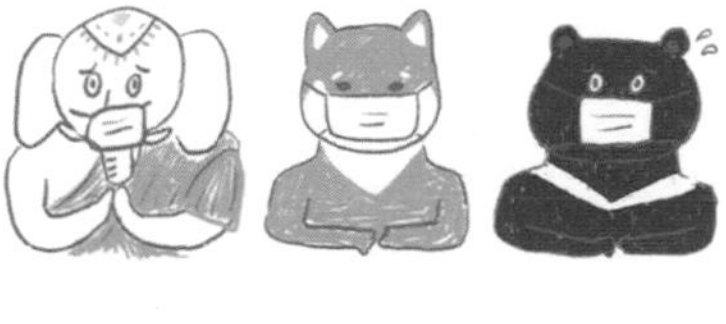

Introduction 作者介紹

咩姐

上班口頭禪是「齁唷」的資深護理師
但仍然會（不？）情願地去完成該做的事
嘴巴很硬，但其實很替病人和家屬著想
（常把自己搞得很累）
外表是少女（？）但講話是大嬸
喜歡畫畫，跟主治醫師查房時
還以為很認真在筆記
其實病人名單紙上都是她的插圖
但真的要她畫就要死不活
喜歡看YouTube，連洗澡都在看（？）
假文青，最愛到年輕人多的地方吸取陽氣
一介貓奴，養了兩隻貓，沒靈感時就會抓來吸

2015年 共同經營粉絲團
「咩姐.come on」
2016年 發行首本圖文創作
《住院有時，出院有時》

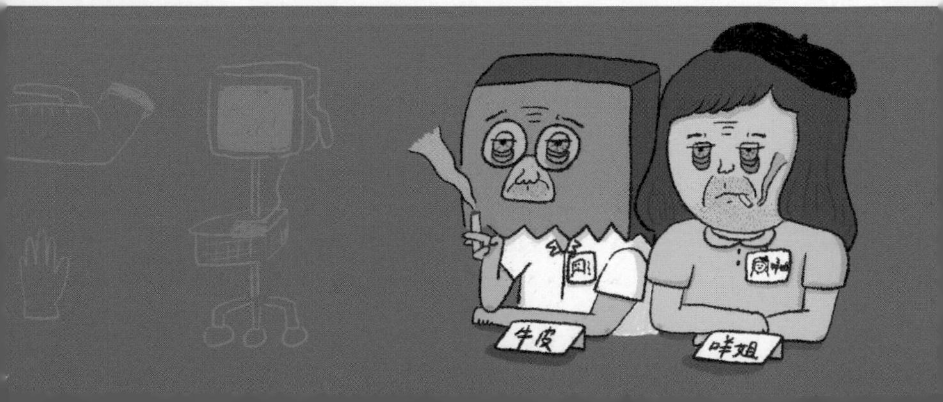

一個畫畫一個寫作，一個爛軟一個積極，一個粗線條一個少女心，一個讓你噴飯大笑一個不小心就讓你淚流滿面，雖然在同一家醫院上班，但緣分跟紙一樣薄，雖然是Partner，但出了名的沒默契，儘管如此，仍舊一同創作了許多讓人捧腹大笑、拍案叫絕的圖文小故事。

牛皮

萬年NO（Nurse等級零）的病房護理師
在護理行業可以說是完全沒有長進
（也不想長進就是了）
最愛忤逆長輩及主管
最愛叫學妹趕快做事不要廢話
最愛模仿醫院的人，而且還模仿得很像！
最愛去健身房健身
然後可以一次扛兩個氧氣筒
看似對任何人事物都冷感的外表
卻有最纖細的少女心
眼神死的那雙眼睛能洞悉所有人類
化成最細膩的文字
有時文章讓人噴淚，有時則是噴飯

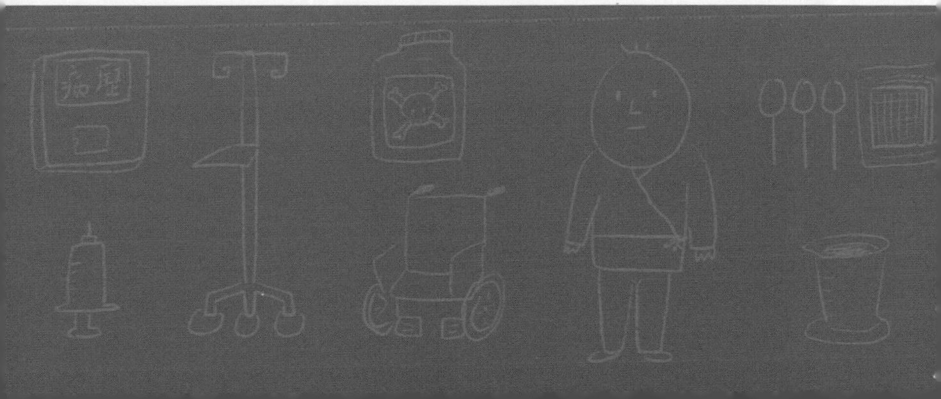

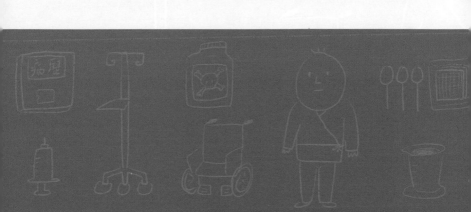

Preface

作者序

咩姐

記得剛當上護理師，那段當新人的日子實在太苦，任性地打電話跟我爸討拍，問他：「為什麼我要念護理，我不想要當護理師！」他笑著問我想要當什麼，我說我喜歡畫畫想當插畫家。他說：「那很好啊，你當護理師就可以把人生百態畫起來分享給大家，那是其他插畫家沒有的生活經驗。」

因為父親的這句話，本來就喜歡觀察人類的我，不知道從什麼時候開啟插畫家之路，病房裡的每一幕有趣、憤怒、悲傷的故事，都變成我畫筆下的主角。在二〇一二年創立粉絲團「咩姐.come on」，因為粉絲團經營不善（笑），所以自詡為寄生蟲的我找上了擅長文字創作的學妹——牛皮，二〇一五年一起合作，以三天打魚兩天曬網的發文速度一直生存至今。原本單純的工作抱怨，都會突然想到：「欸，這好像可以發文一下。」一起合作過程也沒什麼特別的事，最特別的大概就是我們依然是史上最沒默契的 Partner，若沒有仔細清楚的溝通，我們的創作方向會天差地遠的那種。

這樣沒默契的 Partner，居然要出第二本創作圖文書了！這段期間要感謝的人太多了，尤其是陪伴我一起畫圖的親友們，時不時地要被我抓著問：「幫我想這裡要怎麼畫！」能趕在二〇二〇年出版書籍別具意義，這陣子整個社會、周遭人事物太多的動盪不安，希望我們的書能帶給讀者們一些溫暖、一個微笑，還有更多更多的愛。

牛皮

病人和家屬總叫我們白衣天使，彷彿我們是來人間拯救世人的，而既然稱為天使，那麼好的不好的事物，我們似乎全都得張開雙手納入懷中，這是人們對我們的期待和要求。

在病人和家屬面前，我告訴自己要表現得像什麼也不在乎，因為在他們眼中，是不（可以）持有個人特質的護理師，可是脫下制服之後，那些上班過程中累積的情緒排山倒海而來，幾乎快把我壓垮，我永遠不會忘記，第一次替病人執行遺體護理，當下我像機器人一樣沒有任何情緒，直到我下了班回到家，我坐在房間裡面，只剩下我一個人，我崩潰了，我一直哭一直哭，眼淚像壞掉的水龍頭一樣無法停止。

可這些生老病死的事我不可能躲得掉，如果繼續壓抑這樣大量又負面的情緒，我總有一天會撐不下去，我必須要找到出口，所以我開始用我喜歡的文字來抒發那些心裡解不開的結，和病人之間有感動的事情紀錄下來，往後如果想念他們可以拿出來回憶；有讓我憤怒的事，用文字寫完之後，怒氣也差不多消了一半。

和咩姐一起圖文創作也有數年（雖然十天捕魚曬網二十天），她喜歡畫畫、我喜歡寫字，有一天她對我說：「要不然我們來合作吧。」我們想用簡單明瞭的方式，讓大家知道這個職業，其實並沒有那大家想的麼神聖，每一個護理師都是有情緒的平凡人，我們只是明白自己該完成的責任，也會盡全力去完成這些責任，但這些使命感不應該被無限上綱。

護理師不是萬能，但醫院裡面沒有護理師卻萬萬不能，讓我們一起一探白色巨塔裡面，白衣天使凡人般的日常。

護理師的一天

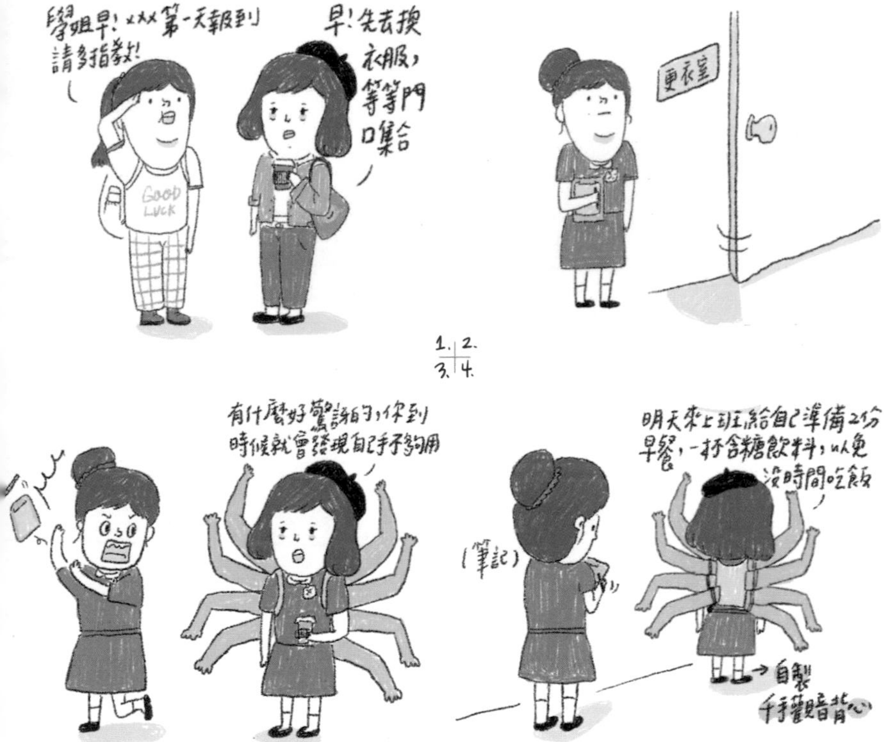

學姐早！xxx第一天報到
請多指教！
早！先去換衣服，等等門口集合
更衣室
1. 2.
3. 4.
有什麼好驚訝的，你到時候就會發現自己手不夠用
(筆記)
明天來上班給自己準備2份早餐，一杯含糖飲料，以免沒時間吃飯
自製千手觀音背心

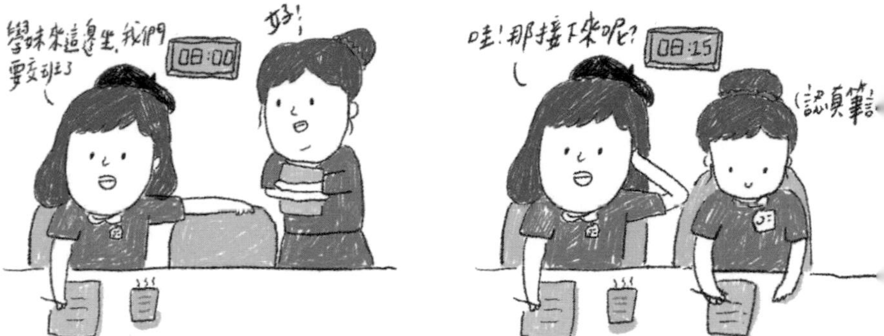
學妹來這邊坐，我們
要交班了
08:00
好！
哇！那接下來呢？
08:15
(認真筆記
1. 2.
3. 4.
隔壁床出來大喊
沒呼吸了！
那床突然無
法呼吸
我一直叫他
不要動！
大夜班
嗯嗯…
08:30
交完班了
請下一班的人
Hold住
走！換我
們上工了
哇～
好精采

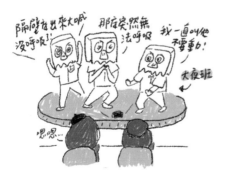

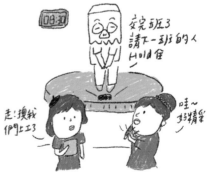

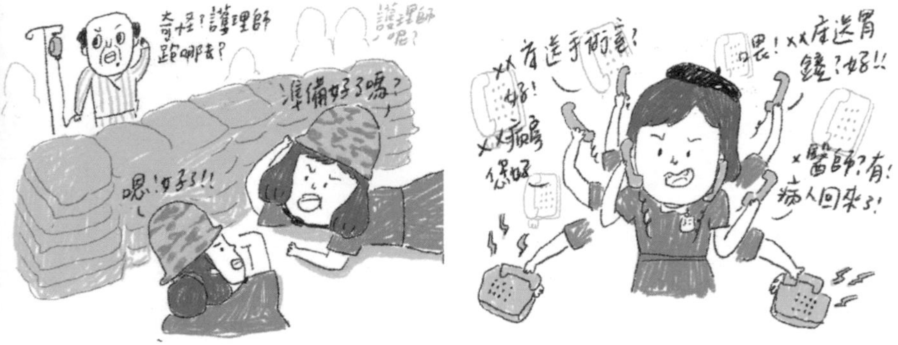
奇怪?護理師
跑哪去?
護理師
呢?
準備好了嗎?
嗯!好了!!
xx床送手術室?
好!
xx病房
您好
喂!xx床送胃
鏡?好!!
x醫師?有!
病人回來了!
1. 2.
3. 4.
營養師今
天來了嗎?
幫我call
復健師
我幫你
找社工哦!
護理站
15:30
學姐!你
還好嗎!

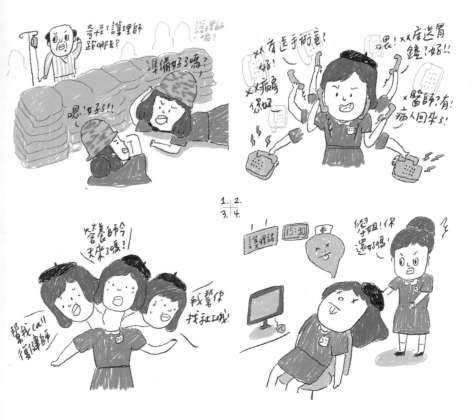

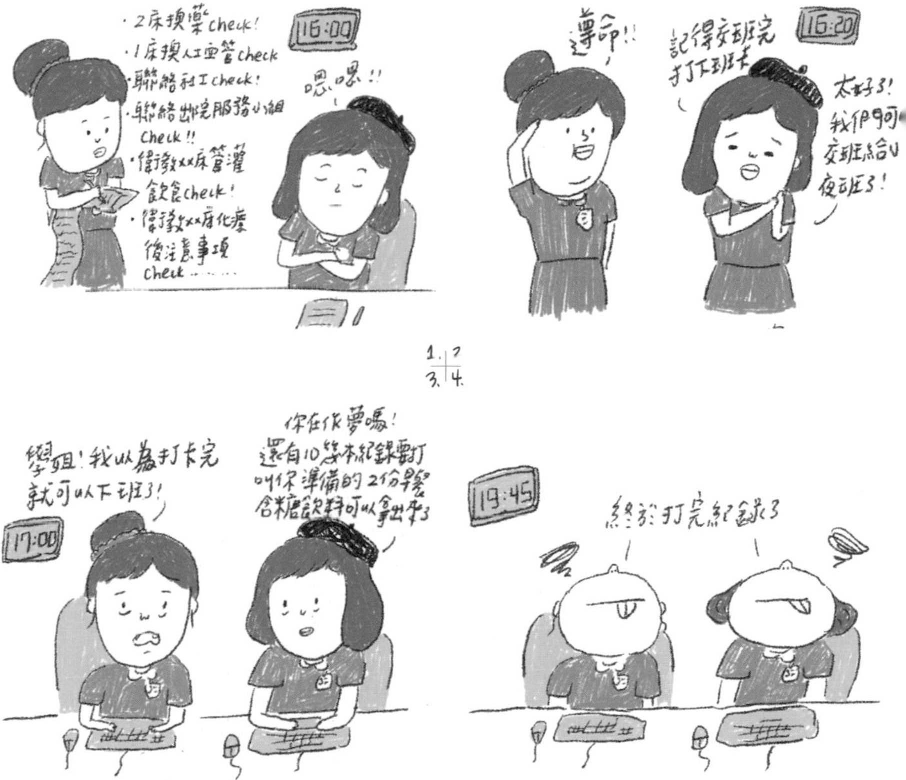
16:00
·2床換藥check!
·1床換人工血管check
·聯絡社工check!
·聯絡出院服務小組
Check!!
·衛教xx床管灌
飲食check!
·衛教xx床化療
後注意事項
Check……
嗯嗯!!
遵命!!
記得交班完
打下班卡
16:20
太好了!
我們可
交班給
夜班了!
1. 2
3. 4.
學姐!我以為打卡完
就可以下班了!
17:00
你在作夢嗎!
還有10多本紀錄要打
叫你準備的2份早餐
含糖飲料可以拿出來了
19:45
終於打完紀錄了

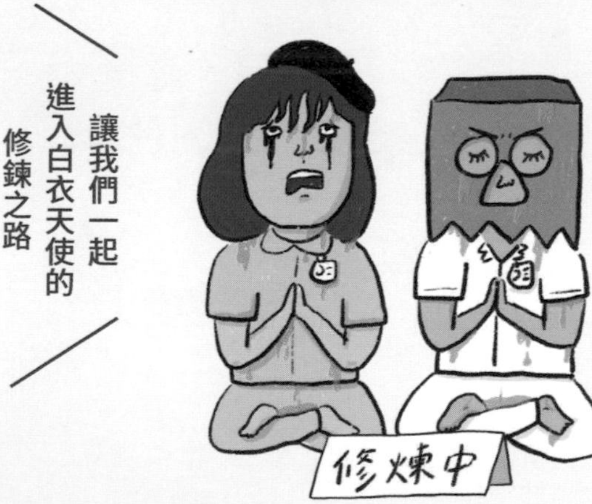
讓我們一起
進入白衣天使的
修鍊之路
修煉中

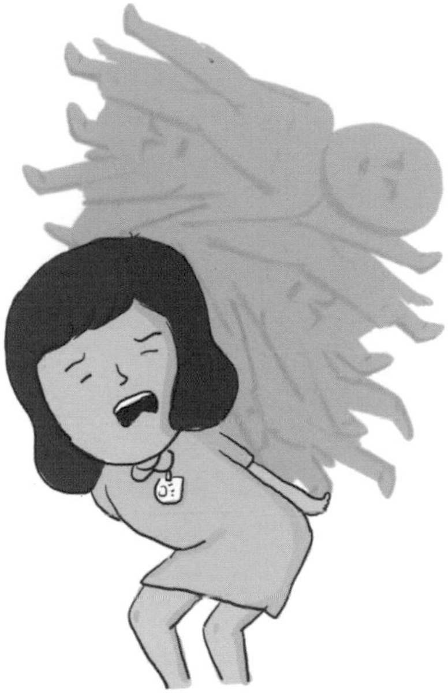

醫院體制何其多

CHAPTER 01

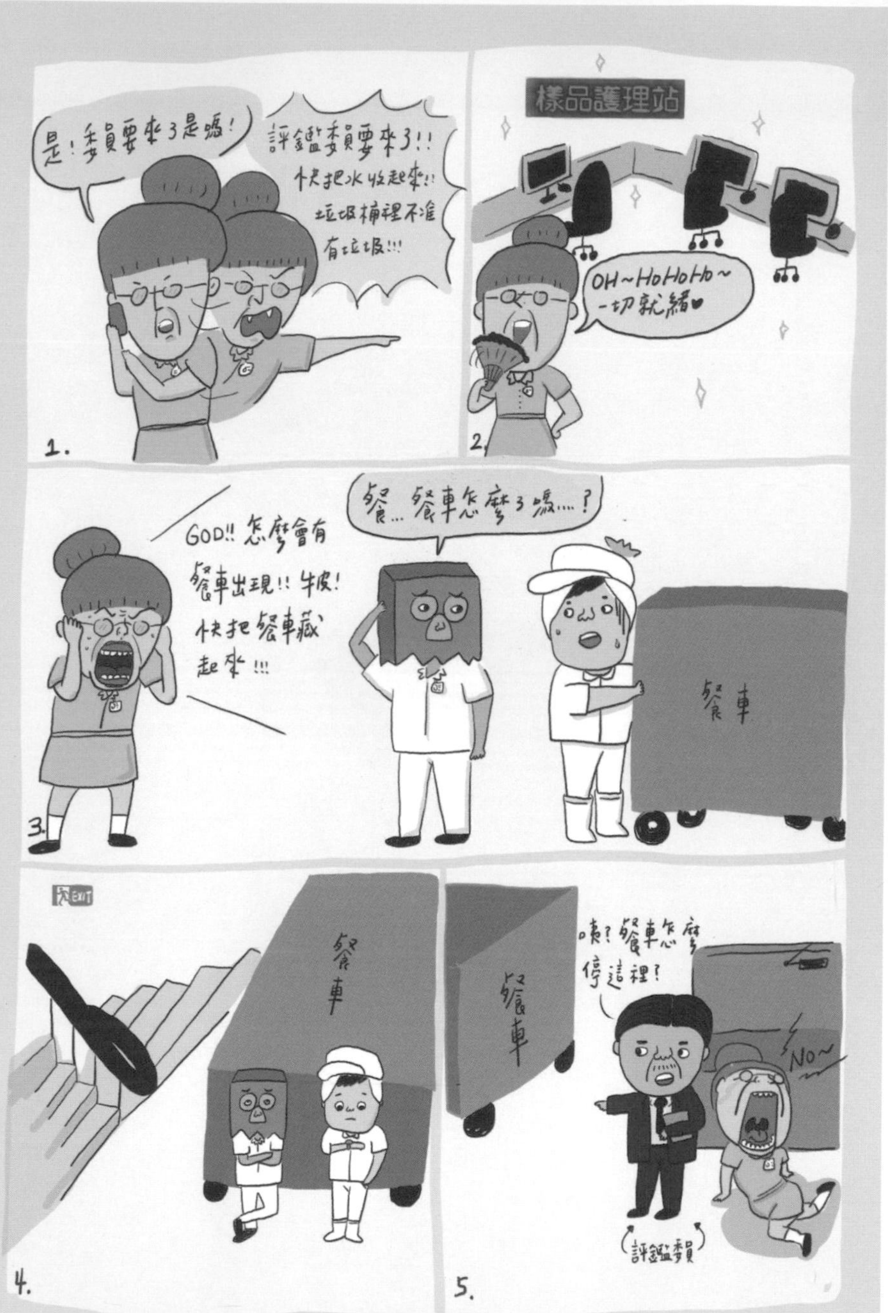

1.
是！委員要來了是嗎！
評鑑委員要來了!!
快把水收起來!!
垃圾桶裡不准有垃圾!!!
2.
樣品護理站
OH~HoHoHo~
一切就緒♥
3.
GOD!! 怎麼會有餐車出現!! 牛皮!
快把餐車藏起來!!!
餐…餐車怎麼了嗎….?
餐車
4.
EXIT
餐車
餐車
5.
咦？餐車怎麼停這裡？
NO~
評鑑委員

醫院評鑑就是眾人賣力演出的表演

照顧病人從來都不是會令我煩躁的事，令人煩躁的，一直都是那些照顧病人以外的事。

從我工作的病房窗戶看出去，可以看到醫院大樓的高牆上，貼著一幅諾大的海報，海報上的彩色字體寫著：「恭賀本院通過二〇X年JCI評鑑。」海報一貼就會貼三年，一直到下一次評鑑為止，然後再換上新的一張。

對於一般人來說，那幅海報能夠充分發揮它本身的價值——醫院被貼上品質保證的標籤。病人或來探病的人很常這麼問：「你們醫院很好耶，通過那個什麼評鑑的。」雖然他們總是語帶推崇，但事實上就像他們說的「那個什麼」評鑑，一般人根本不知道醫院評鑑是什麼，只知道那是一張證明曾經發生過很厲害的事情的海報。

醫院評鑑的本意是好的，是為了讓醫院擁有足以照顧病人的完善措施（包括硬體和軟體）；然而不好的是，醫院為了得到這份榮譽，就算演出一齣充滿虛假的戲也在所不惜。

✦ 保持警戒，提高警覺！

每一次評鑑，我都覺得自己不像在照顧病人，比較像在演戲，尤其是評鑑的那幾天（為期五天）。

幾乎每一天，單位的氣氛都會緊張得像再多一滴水就會滿溢出來的水杯，同事們講話音量不敢太大聲、護理站的桌上不敢放雜物、住院醫生和專科護理師巡完病人一趟之後就溜之大吉，留下護理人員在照顧病人之餘，還要隨時注意評鑑委員有沒有突然「臨幸」病房。

「委員要來了！快點！把儀器都收起來！收到看不見的地方！」護理長緊張地大叫。

這真的是我最無法接受的事情，醫院應該是照顧病人的地方，不是迎接評鑑委員的秀場。本來就該出現在醫療場所的儀器，卻被要求使用完畢要馬上收到讓人看不見的地方，只因為要讓評鑑委員認為：「我們在工作之餘仍然可以力保工作場所的整齊。」

「垃圾桶不要丟垃圾，因為委員待會可能也會檢查。」還有類似這種讓人哭笑不得的要求，在評鑑期間也是不絕於耳。

✦「好看」的護理站比較重要

還有一次評鑑，院長和各單位主管簇擁著委員來到病房，當時正值病人用餐時間，送餐的餐車擺放在護理站前方。突然，主管悄悄走過來對我說：「院長說這個餐車放在這裡很難看，我們找個地方把它藏起來。」

「要藏在哪？餐車放在病房的走廊上是很正常的事吧？難不成要藏在病房裡嗎？」我面露不解問道。

「沒辦法，院長說讓委員看到很不好看，要不然我們把它推去樓梯間吧。」

雖然我覺得這個要求很不合理，畢竟一台餐車藏在逃生梯的樓梯間絕對不會比放在病房走廊來得正常，但我也只能照做，於是一大台餐車就這麼卡在逃生門的後面。可笑的事情發生了，委員在訪查完這層病房之後，心血來潮便走樓梯到下一層病房去，結果他們一大群人全都只能從狹窄的門縫擠過去。

難道這樣有比較好看?!

✦ 完美的數據，都是刻意營造的結果

我記得曾經有一次為了即將到來的評鑑，護理人員在工務組沒有人手的情況下，為病房有些許脫落和顏色不均勻的牆壁，下班留下來粉刷。雖然大家工作的氣氛是愉快的，但並不代表這件事是正確的。

醫院評鑑基本上都會通過，即使要補評，醫院也會設法讓補評過關。「有不好的地方就改進，有好的地方繼續保持。」這才是任何一個評鑑最原始的用意。可是醫院高層卻認為評鑑就是要把最完美的樣子呈現給評鑑委員，為此，有時重新整修醫院、要基層員工放假上課增加學習時數、要護理人員提早晉級，各種不合理的要求在評鑑準備期間都會不斷冒出來，只為了讓統計報表跑出來是漂亮的。

所以大家口中所說的：「你們醫院好厲害耶！」根本就沒有任何實質的意義，只要在醫院工作的人，都知道那些完美的數據，全部都是刻意做出來的結果。

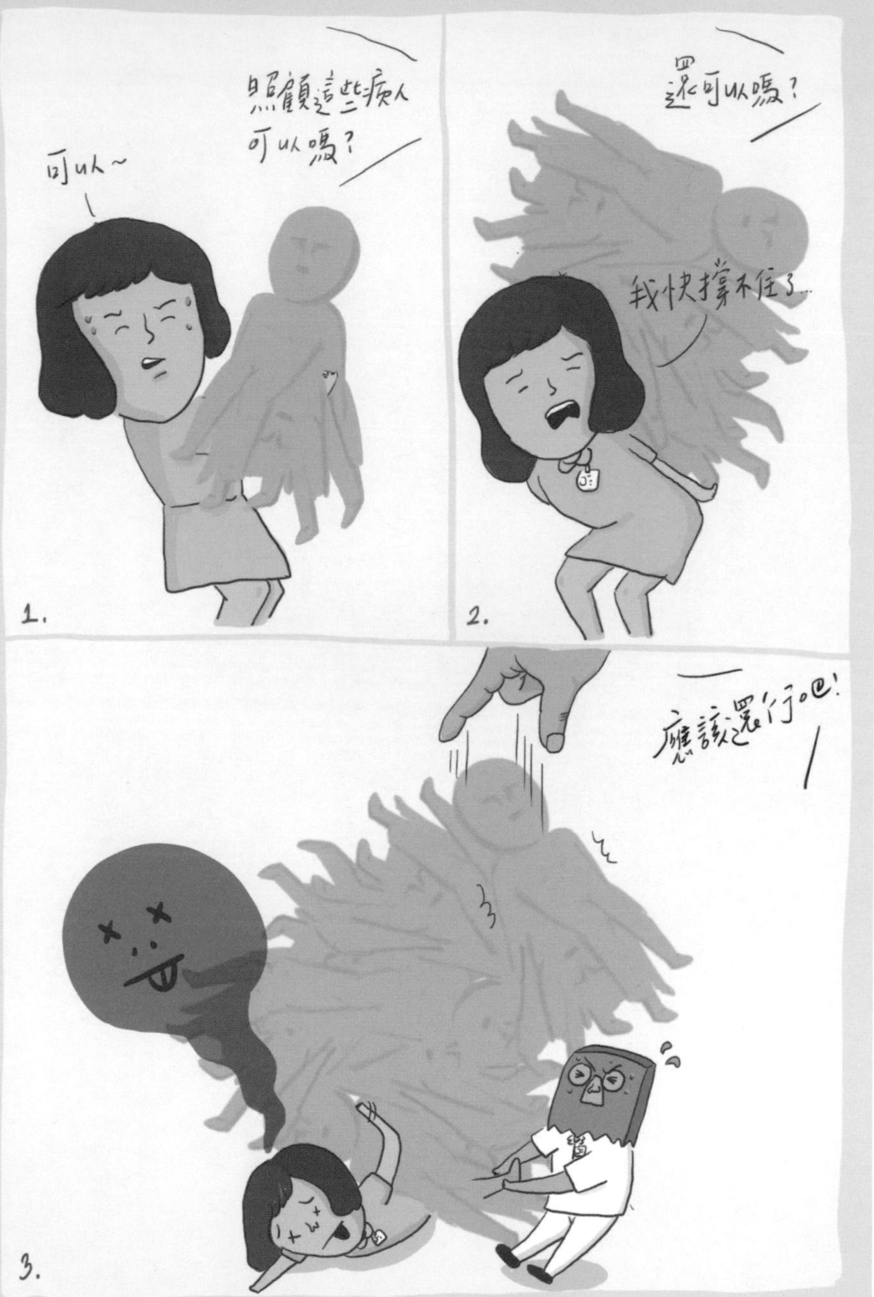
照顧這些病人
可以嗎？
可以~
1.
還可以嗎？
我快撐不住了...
2.
應該還行吧!
3.

多希望我是千手觀音

前一陣子，關於護理人力和病人數比例極度失衡的問題吵得沸沸揚揚，也因此有護理人員不時走上街頭抗議，然而等風頭過了，這件事情又好像從來沒發生過一樣。但這件事不是沒發生過，而是一直都存在著的問題和事實。

如果沒有親朋好友是護理人員，你一定不會知道台灣的護理人力和病人人數之間的差距有多誇張。每一家醫院的護理人力分配雖然有所不同，但基本上，病房的白班是一個護理師照顧五~八個病人、小夜班是十~十三個、大夜班則更多，如果在單位人手不足的時候，大夜班只有兩個人上班，一個人會照顧將近十九~二十個病人。

✦ 越夜越有活力，一刻都不得閒

夜晚雖然是大家睡覺的時間，可是在醫院裡的「大家」，不是身體沒有疾病的「大家」。尤其是內科，容易日夜顛倒的年長患者居多，他們白天睡覺，家人捨不得叫醒他們。

「老人家好不容易睡著了，就讓他們睡吧。」病人家屬總是這麼說。

當夜晚降臨，就是睡飽的老人家開始活動的時候。他們醒來，說這裡不舒服、那裡也不舒服、想要下床走路、想要吃麵吃粥（但凌晨哪裡有賣？）如果沒有滿足他們的要求，他們就會像小孩子一樣鬧脾氣。最讓人崩潰的就是他們說：「我都睡不著。」當你對他們說你白天已經睡很多了，他們也不接受，因為對他們來說白天的睡覺不是睡覺，只有夜晚的睡覺才叫睡覺。

如果一個老人跟你說睡不著，那還算好處理，但如果有五個以上的老人都跟你說他們睡不著呢？

✦ 人力不足，可能無暇應付緊急情況

睡不著哭鬧還算是小事，另外在夜晚很容易發生的，就是病人睡一睡就往生的情況。

有一次，我按照慣例執行每小時的巡房（大夜班基本上每一小時要探視一次病人）。我拉開圍簾，看見阿公坐在床上，雙手抓著床欄，他閉著眼睛低著頭，好像很安穩地在睡覺，但我就是覺得有些不太對勁。我走近他定睛一看，發現他已經沒有呼吸了，我立刻聯絡阿公的家人，家人說讓阿公好好地離開就可以了。

像這種可預期性的死亡，通常不會造成護理人員的混亂，但如果病人是在非預期內的死亡（不管呼吸停止還是心跳停止），只要發生在一個病人身上，當班的護理人員就無法顧及其他的病人了。

護理人力缺乏其實是一件非常重要也應該設法解決的事，其中的嚴重性甚至足以影響病人的生命。護理人力的缺乏會造成緊急的醫療行為延遲執行，可是醫院的管理階層大多也都有「晚上病人不就是在睡覺嗎？能有什麼事情發生」的想法，而不願意增加夜間護理人力的編排。

一個護理師要照顧十床以上的病人，長期下來有非常大的壓力，進而造成沒有人願意踏入臨床，以及臨床護理人力持續流失，這是現今台灣的醫療非常重大，而且迫切需要解決的問題。

護理人力缺口

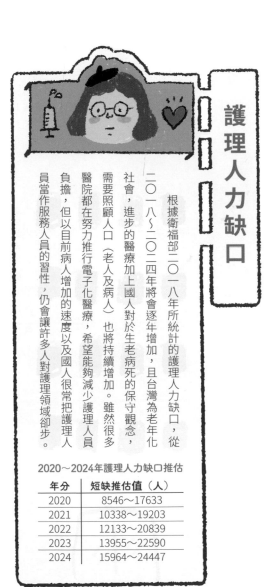

根據衛福部二〇一八年所統計的護理人力缺口，從二〇一八～二〇二四年將會逐年增加，且台灣為老年化社會，進步的醫療加上國人對於生老病死的保守觀念，需要照顧人口（老人及病人）也將持續增加。雖然很多醫院都在努力推行電子化醫療，希望能夠減少護理人員負擔，但以目前病人增加的速度以及國人很常把護理人員當作服務人員的習性，仍會讓許多人對護理領域卻步。

2020～2024年護理人力缺口推估

年分	短缺推估值（人）
2020	8546～17633
2021	10338～19203
2022	12133～20839
2023	13955～22590
2024	15964～24447

資料來源／衛福部

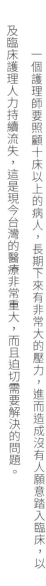

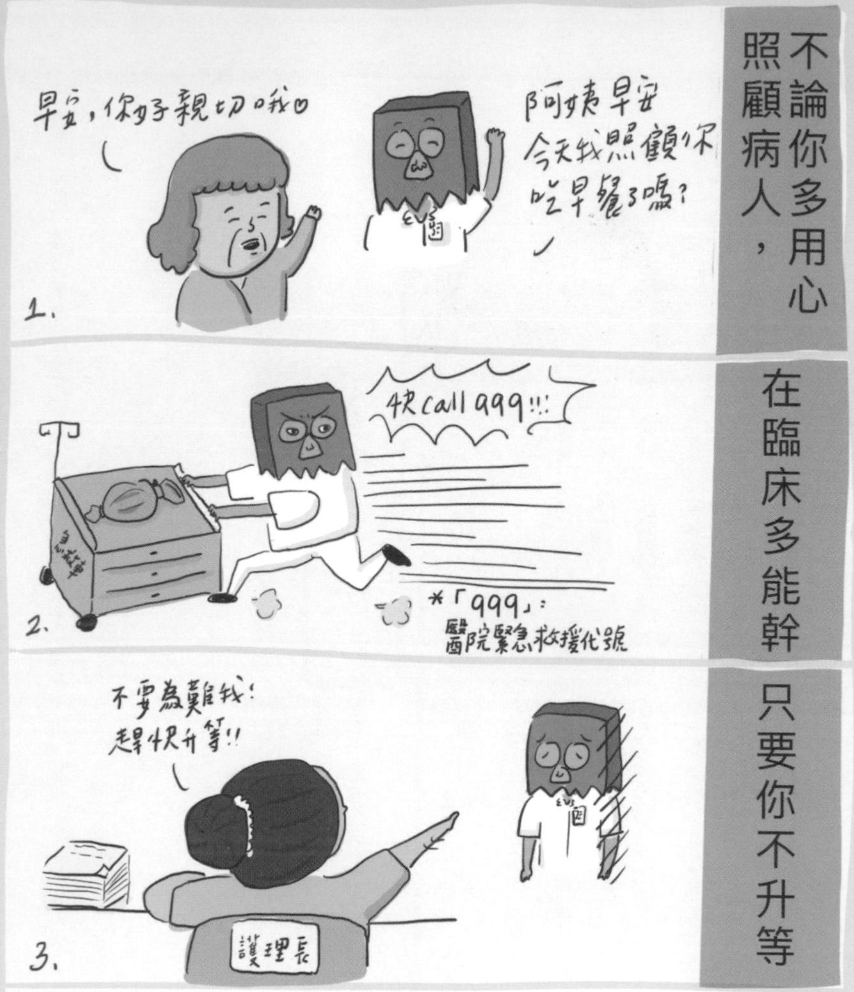

不論你多用心照顧病人，
早安，你好親切哦♡
阿姨早安
今天我照顧你
吃早餐了嗎？
1.
在臨床多能幹
快call 999!!!
＊「999」：醫院緊急救援代號
2.
只要你不升等
不要為難我！
趕快升等!!
護理長
3.
你的一切都會被否決。
護理能力
36
4.

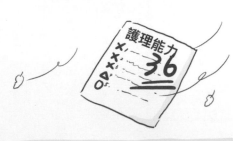

護理師升等，關我什麼事？

臨床護理師有分等級，每個等級通過的條件不一樣，上課、寫報告、考試、做簡報、寫專案等等，對我這種大學畢業後就巴不得永遠不要再考試的人來說，簡直就是從一個地獄跳到另一個地獄，而且是被強迫的。

老實說，這個等級其實跟照顧病人的能力無關，不是等級越高臨床能力就越好，不管你照顧病人的態度認真還是隨便，技術是老鳥還是菜鳥，這都不在升等的評估項目裡面。通常只要進入臨床工作大約半年，醫院就會開始強迫你升等，最好升到最高的N4（但升N4很困難），因為這樣醫院就能在評鑑的時候拿出最好看的報表。

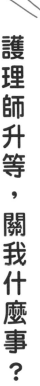

✦ 為一張證書犧牲休假去上課

我擔任護理師至今十年，等級還停留在N1，而且還是長官三催四請、千拜託萬威脅，我才心不甘情不願升了一等。長官總說：「升等哪有這麼困難，去上幾堂課，交個報告就好了啊！」

各位可要知道，會這麼輕描淡寫的事情，背後往往都有很大的陰謀，只要你一旦答應開始升等，一切都沒完沒了。升到N1，才剛拿到證書，就會有人問你：「那你預計什麼時候升N2？」就好像當初你答應他們會一下子高升到N4一樣。

隨著等級的提升，上級口中的幾堂課變得越來越多，而有些課一上就是一整天或兩整天，護理人員得用休假的時間去上課，或者特別要假去上課，休息日就這麼沒了，可是班表上顯示的是你有放假。這也是其中一個我不想升等的原因，我不想在我放假的時候上課啊~

當然還是有很多人很樂意升等，跟我這種不上進的人不一樣。有些人是為了加薪，每一家醫院的加薪幅度不一樣，以我工作的醫院為例，升上N1，每個月加薪一千二百元，升上N2則是加薪兩千元。若你有強大的企圖心，想要成為高階的護理主管，至少要N2以上才有資格升任。

✦ 不想升等，就等著上級施加壓力

不管是加薪還是當高階主管，都不是我的願望，即使等級最低也沒關係，我只想專注於照顧病人，可是身在江湖總是身不由己（菸）。截至目前為止，我還是持續被上層「關心」什麼時候要升N2，不管我講幾次我不想升等都沒有用，因為對於醫院來說，我的存在不是一個個體，是一個會降低報表水平的存在。

而且上層強迫你晉升的手段很多，其中一個就是連坐法，也就是說如果你不乖乖升等，你的直屬長官——護理長，就會承受莫大的壓力。上層不會直接約談基層員工，但會約談護理長，對上層的人來說，基層員工不聽話，表示護理長帶領無方，所以護理長要受罰（例如扣考績）。我覺得這是很莫名其妙的思考邏輯，我不想升等是我的事情，跟別人有什麼關係。

好啦，還是鼓勵每一個臨床護理師都乖乖升等，不要像我一樣叛逆，我只是很不喜歡打報告和寫專案（還要讀 Paper），但我會把病人照顧好，對我來說這才是真正重要的事。

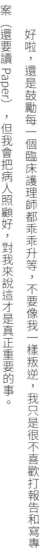

護理人員進階制度

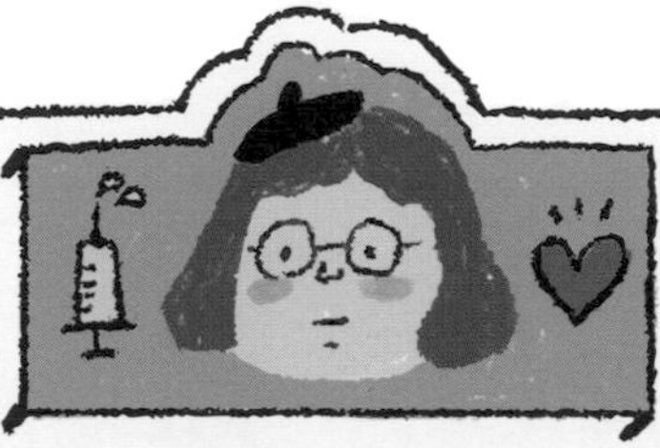

護理人員等級主要分為N0～N4，一進臨床工作等級是N0。每家醫院要求晉級的時間不一樣，通常不像國考一樣有固定的考試時間，這其實並非最折磨人，麻煩的是該上的學分和要繳交的報告須要準備齊全。

基層護理人員臨床專業能力進階名詞界定

N 0	臨床工作未滿一年
N 1	臨床工作滿一年，能執行病人基本照護者
N 2	臨床工作滿二年，能參與執行重症病人護理
N 3	臨床工作滿三年，能執行重症病人之整體性護理，並有教學及協助單位品質改進之能力
N 4	臨床工作滿四年，能執行重症病人之整體性護理，並有教學、參與行政及執行單位品質改進之能力

資料來源／台灣護理學會

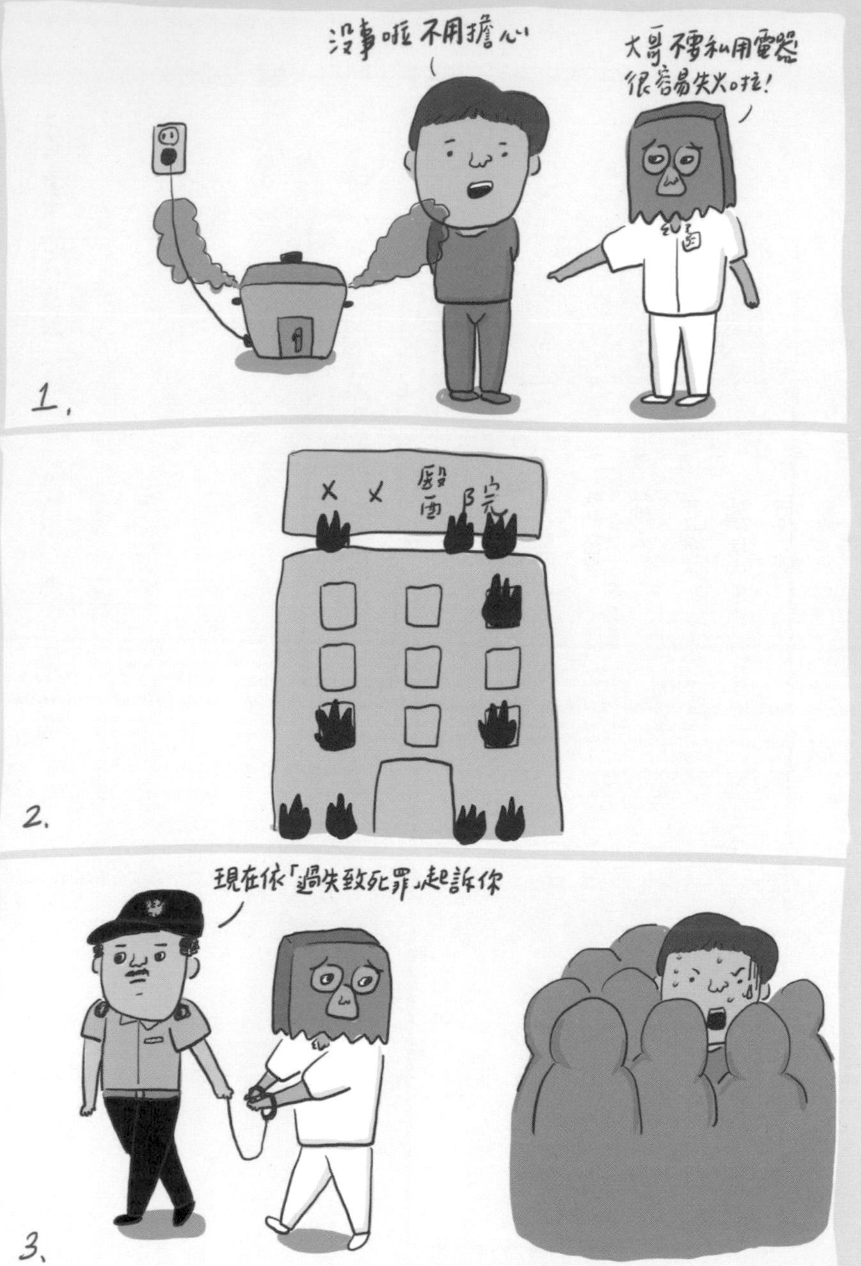
1.
沒事啦 不用擔心
大哥嫑私用電器
很容易失火啦!
2.
XX醫院
3.
現在依「過失致死罪」起訴你

與其被起訴，不如被燒死

某一年八月，某間護理之家發生火災，造成十五人死亡。起火原因是病人的友人自行攜帶超長波床墊，使用過程中電源線經過擠壓造成彎折，導致電器短路，進而產生高溫引燃周邊床單以及床墊，然後悲劇就發生了。事後被起訴的，是兩位護理人員，而攜帶床墊的人卻不需要負擔法律責任，當時掀起護理界不滿的聲浪，即使到現在，消防訓練時仍會偶爾提到這場災難。

✦ 難道護理人員還要身兼風紀股長?!

在醫院裡，許多為了維持病人生命的儀器需要高度數的電量，所以為了確保用電安全，預防醫院有跳電或發生火災的可能性，所有在醫院裡面使用的電器都會經過工務組檢測後貼上標記，確定安全無虞才可以在醫院裡面使用，就連我們醫護人員自己想帶電磁爐來醫院煮火鍋都被禁止。然而我們管得了自己人，但卻管不了自己以外的其他人。

也許有人會說，那就嚴格禁止病人或家屬攜帶自己家裡的電器用品來醫院啊！話是這麼說沒錯，按照醫院的規定，的確是不可以在病房內使用自己的電器用品，但前提是：對方有沒有想要理你，以及如果違反規定所造成的後果，是否足以威嚇到他。

例如曾有家屬想要給病人進補，所以他帶了一台大同電鍋，放在病房的地板上，餐餐都用電鍋熬煮各種營養豐盛的食物。雖然孝心可貴，可是在病房裡不能用電鍋，我們數度勸說，可是他的回應每次都是：「我媽只吃我煮的東西啊，你們營養室弄的又不好吃，而且我以前是做水電的，我自己會斟酌，不會有事的啦。」他不帶走就是不帶走，我們能怎麼辦？每天都跟他吵架？還是跟小學老師一樣把違禁品沒收？還是因此把病人趕出院？

在醫院要維持秩序是非常困難的，如果病人或家屬沒有按照規矩，就像不管怎樣都要拿電器用品來醫院使用好了，我們也不能因為這個理由把病人趕出院，因為仗著我們不能隨便對病人怎麼樣，所以病家們可以為所欲為。有些人還會惡人先告狀說我們態度很差，然後上層的人只會告訴你，你就是要盡到勸導的責任啊，所以臨床的護理人員不只要照顧病人、顧慮家屬的心情，還要再身兼風紀股長？

不，不只風紀股長，我們甚至被告知當火災發生的時候，我們還得再成為半個消防人員。

✦ 就算是消防員，也救不了這麼大量的病人

在我工作的醫院，每個病房都有消防編組，分別為通報班、滅火班、避難引導班和救護班，每個上班的人都會分派到一個編組去，每一個班別上班的護理人員人數分別為，白班五～六個、小夜班三個、大夜班兩～三個，這樣感覺好像沒什麼，但你知道病人有幾個嗎？

四十個。

是四十個病人，不是四十個可以追趕跑跳碰的普通人，甚至有些內科病房的病人，有一半都躺在床上沒辦法移動。

假設火災發生在只有兩個人上班的大夜班，試問要怎麼把這些病人全數移動到安全的地點？如果想要所有人都生還，一個護理人員要救二十個病人（別忘記，還要外加家屬），我想就算是消防隊員裡的菁英，都沒辦法在短時間裡面把二十個人救出來吧。

但平常消防訓練的時候，都只有教我們怎麼正確使用救生椅或拖板、消防的動線是哪個方向、消防栓怎麼使用，完全沒有考量到護理人員跟病人的比例，如果真的發生嚴重的火災，拯救病人與家屬完全就是不可能的任務。所以我們常常自我解嘲，如果火災真的發生，與其逃出去被法律起訴或被世人撻伐，還不如被燒死還比較實際一點，雖然是玩笑話，但是很心酸耶。

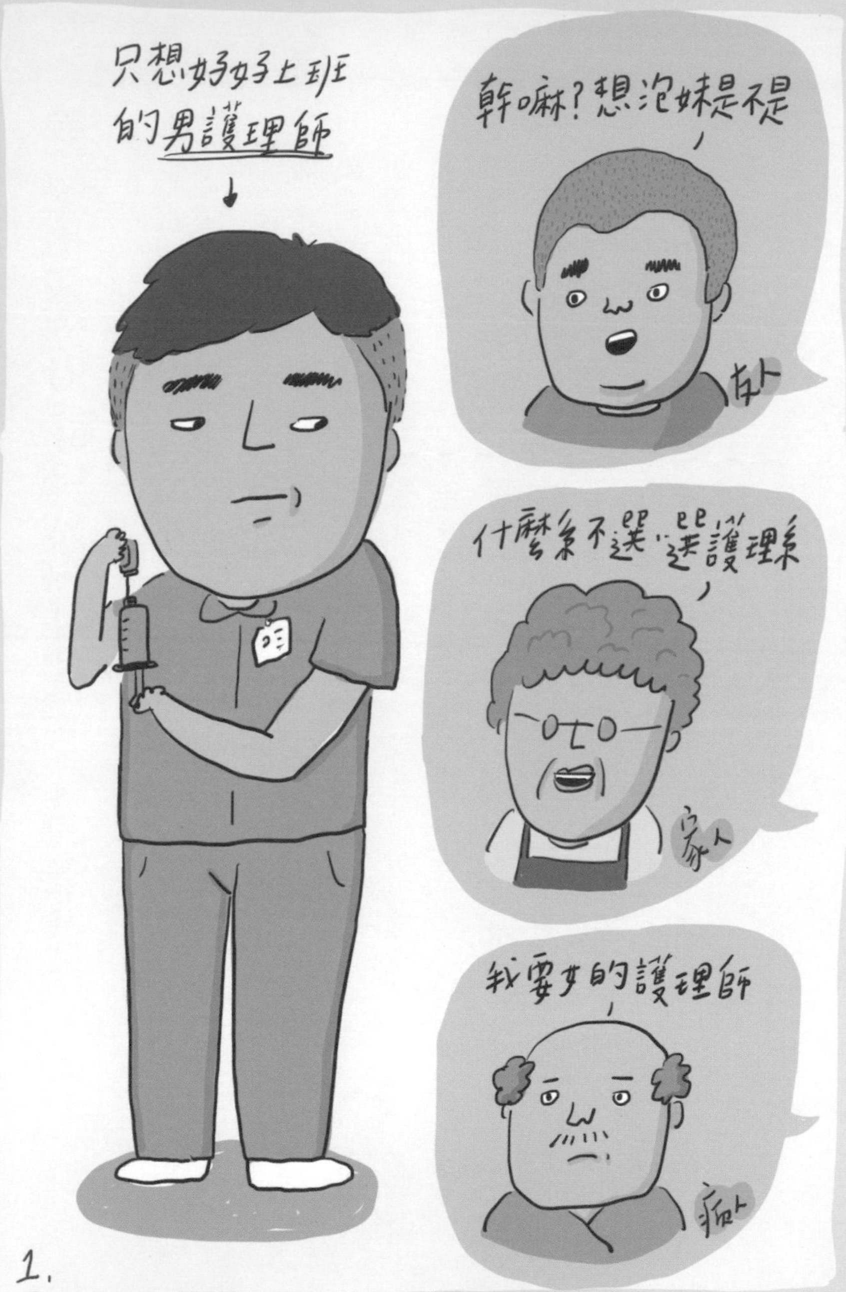
只想好好上班
的男護理師
幹嘛？想泡妹是不是
友人
什麼系不選、選護理系
家人
我要女的護理師
病人
1.

男生也是好護理師

在西方國家，男護理師是非常普遍的，而在台灣，十年前我還在念大學的時候，班上也有將近二十個男同學。歷年來雖然男護理師的比例正在增加當中，可是社會觀念卻沒有因為男護理師的增加而有明顯的改變。大家仍覺得醫生都是男生，而護理師則應該由女生來擔任，性別歧視的情形相當嚴重。

事實上，在醫療領域中，性別會產生的照顧差異性並不大，並不會因為是男生就比較粗心，也沒有因為是女生所以特別溫柔，我工作的病房也有男護理師同事，很常聽到病人或家屬問他們：「你為什麼要來當護理師？」這個聽起來很平常的問題背後有一層意義是：「為什麼你一個男生要來當護理師？」

有一次，男護理師同事講話比較大聲（男生的聲音本來聽起來就會大聲一點），家屬就指著他說：「我要換個女的護理師來照顧，我不要你照顧。」只因為他無法改變的男性特質，就否定他照護病人的能力，這其實非常傷人，相信在臨床上有許多男護理師都曾經有這樣的經驗。

男生為什麼不能當護理師？也許男性給人的既定印象，就是不細心、不溫柔，剛好和人們認為的護理師印象有所衝突，然而護理師這個行業並不是單靠細心溫柔就可以勝任的，更需要一定程度的責任心和反應力，而這些特質和性別真的沒有絕對的關聯性。

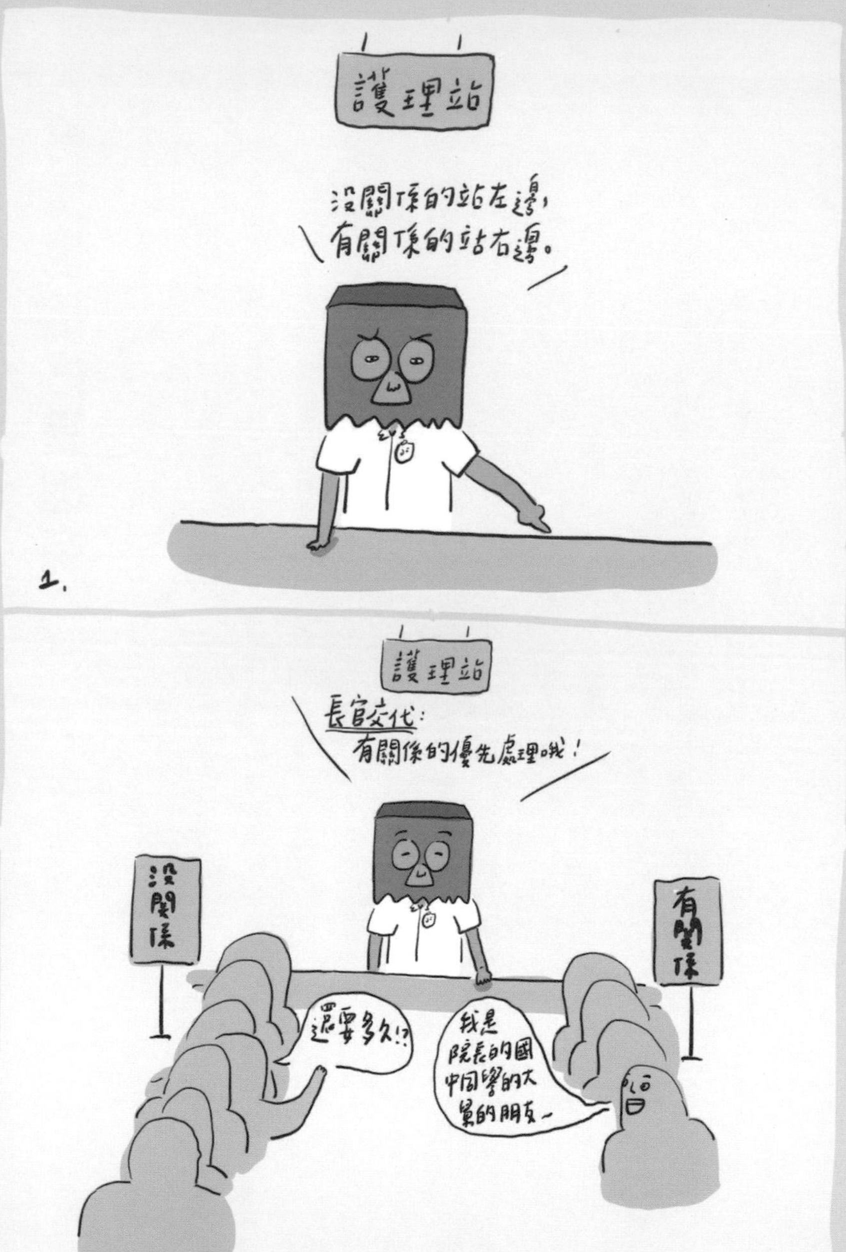
護理站
沒關係的站左邊，有關係的站右邊。
1.
護理站
長官交代：有關係的優先處理哦！
沒關係
有關係
還要多久!?
我是院長的國中同學的大舅的朋友～
2.

令人困擾的有關係

這年頭「喬床」已經不是什麼新聞了，反正動不動都有人喜歡把我認識哪個高層這種話掛在嘴上，雖然不難了解這種小心思的目的，但聽在我們這種本來就是做該做的事、做對的事的人耳裡，總覺得無比無聊，這種隱性的威嚇只會造成醫病關係不佳，並不會讓病人得到更好的治療。

醫院是一個喜歡動用關係的地方，身為第一線的醫療人員，被夾在長官和病人之間，往往深受其害，因為前者只要露幾次面，後者則是出一張嘴，雙方都不用做任何事，就可以各自得到自己想要的東西（前者是滿滿的面子，後者是滿滿的檢查）。

「那個XXX床，幫忙關照一下。他是我大學同學的表哥。」某長官說。

每次聽到這種話，白眼都會翻到天邊去，這種關係是什麼關係？反正只要能沾到邊，就叫做有關係。

但各位要知道，有時候跟你有關係的醫生可能不會治療你的疾病，例如你是因為內科疾病住院，但跟你有關係的醫生是外科，原本內科醫生訂定比較符合你的治療計畫，卻因為外科的介入，讓本來的計畫參雜了很多不必要的檢查，看起來很豐富，但卻可能因此讓治療延遲。

比起動用關係，不如好好配合主治醫生跟護理人員，因為真正能夠替你把握治療時機的是這兩者，不是很多天才來沾一下醬油的長官。

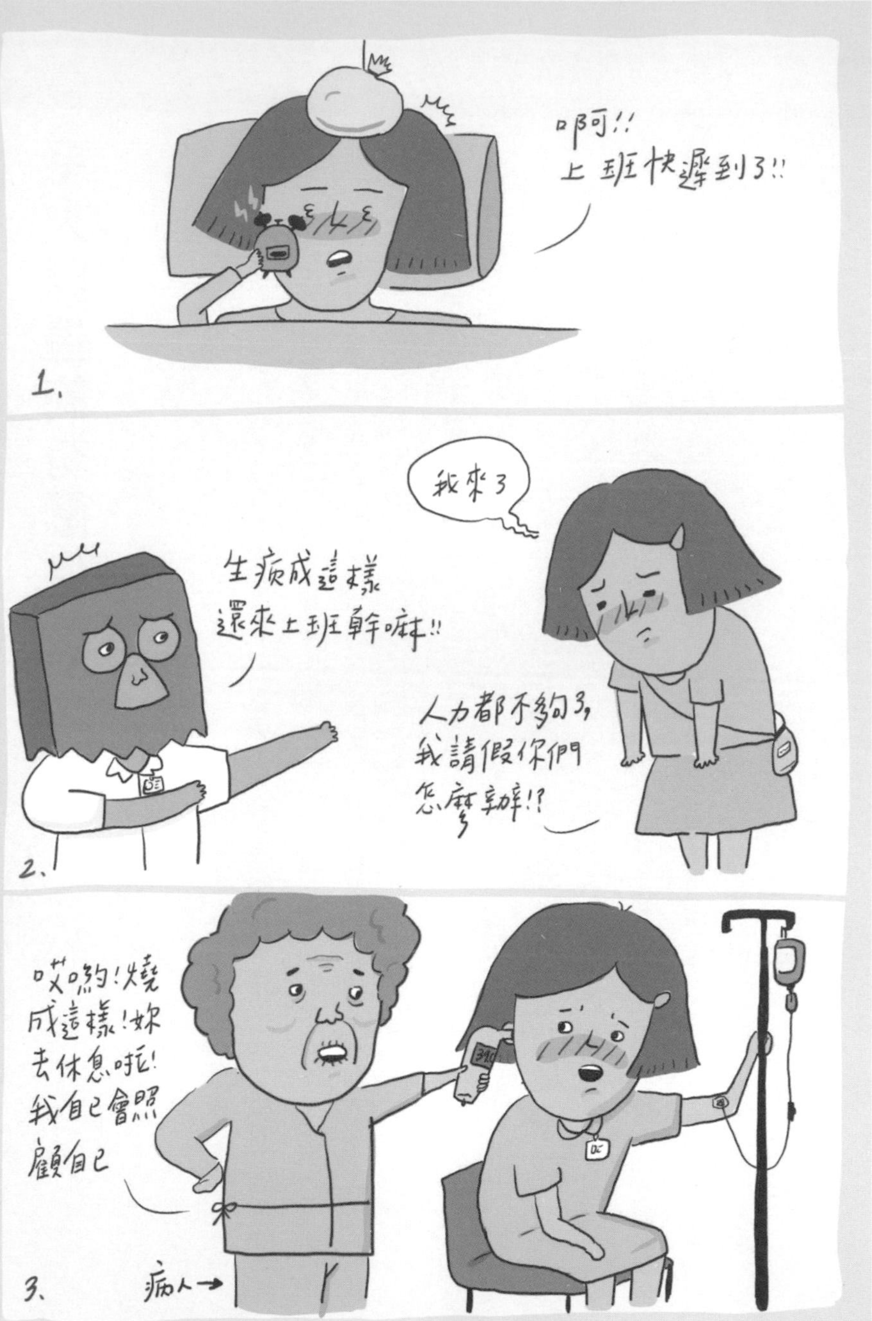
啊!!
上班快遲到了!!
1.
我來了
生病成這樣
還來上班幹嘛!!
人力都不夠了,
我請假你們
怎麼辦!?
2.
哎喲!燒成這樣!妳去休息啦!我自己會照顧自己
病人→
3.

不允許生病的護理師

有時候會在網路上看到護理師吊點滴上班的照片，那些都是真的。病房的護理師很難請假，即使一大早起床發現自己全身像被卡車輾過一樣沉重，還是得拖著身體爬起來去上班。拿我的例子來說，我是那種很少生病，但生病起來要人命的類型，有一次我發藥發到一半，一股完全無法阻擋的嘔吐感襲來，我連跟病人說等我一下的時間都沒有，就衝去廁所吐了二十分鐘，然後再出來繼續發藥，發藥↓嘔吐↓發藥↓嘔吐，當天我就是在這個輪迴中度過。

要說是責任感很重嗎？我想應該也不是這樣，最根本的問題，是沒有良好的因應機制才會導致護理師沒辦法請假。

✦ 人力吃緊，所以沒有病的權利

護理人力本來就很缺（和病人數量比起來），每個病房的人力都是固定的，而每個病房的人力都很緊，如果突然有一個人請假，很難馬上從其他病房找人來頂替。而且各科的護理專業不同，要產科的去內科上班，或內科的去急診上班，就像要陽春麵師傅去調理義大利麵一樣，理論上好像沒什麼不同，但實作起來會發現還是有所差異。

雖然抱病上班不是值得鼓勵的事，可是突然請假會造成同一個班別的同事很大的困擾。即使自己難受地想要躺在床上睡覺，還要跟病人說，要多休息喔！甚至有時還會被病人誤會說，臉怎麼這麼臭，真的很悲哀。

然而病人不會因為少一個護理師就變得比較少，也不會因為少一個護理師就延緩檢查和治療，所有醫院的日常都還是照常進行，所以如果照顧你的護理師看起來不是很舒服，請不要覺得他態度很差，多一點同理心，他可能正在燃燒生命照顧你。

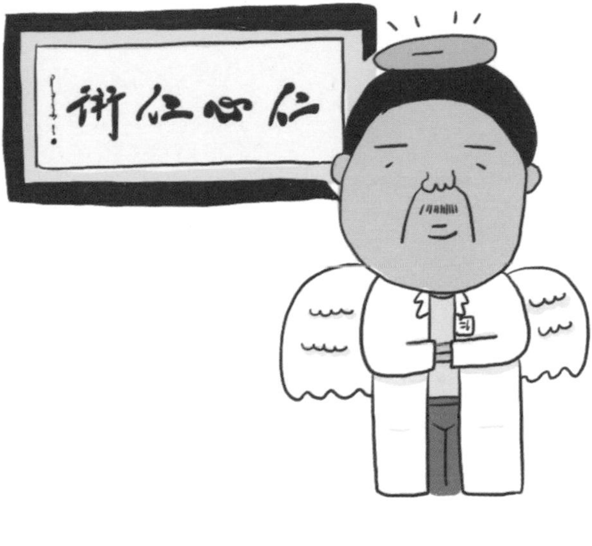

醫生醫事

CHAPTER 02

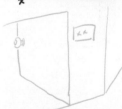

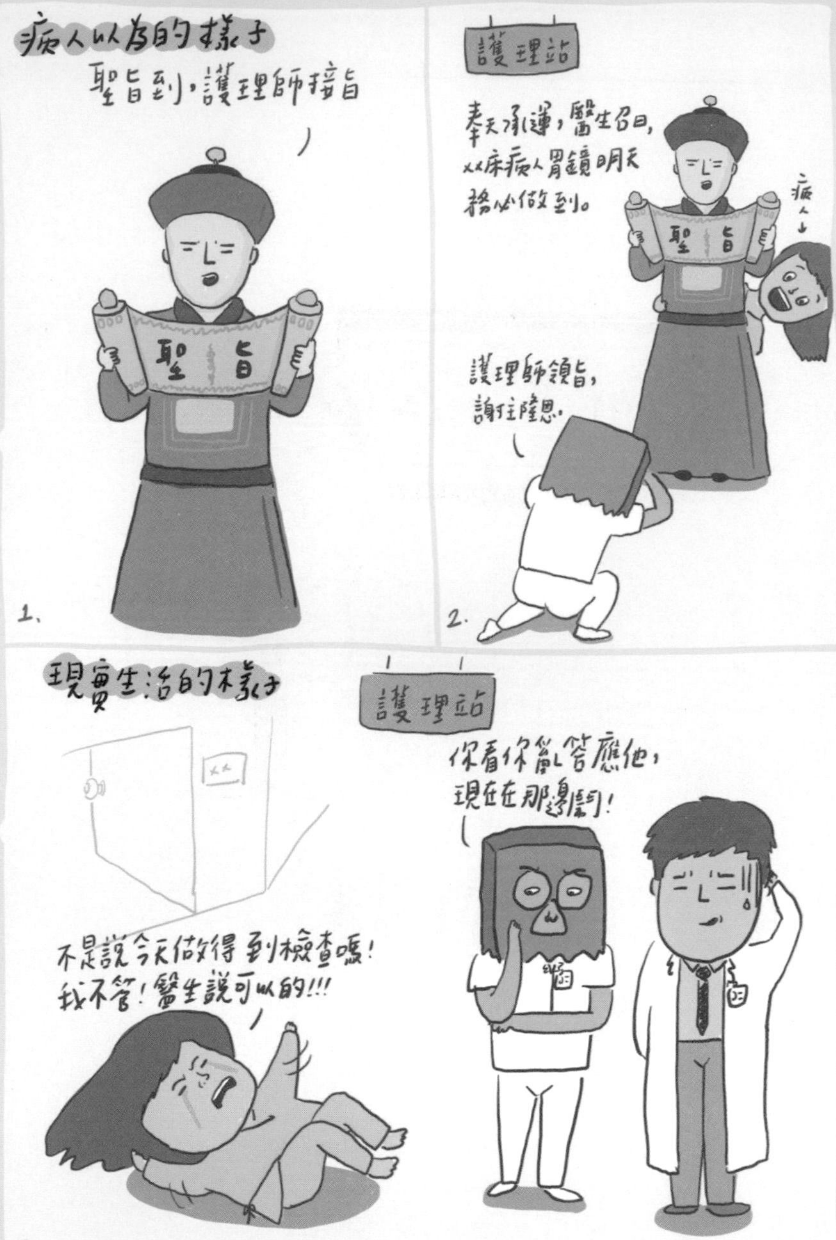
病人以為的樣子
聖旨到，護理師接旨
聖旨
1.
護理站
奉天承運，醫生召曰，
xx床病人胃鏡明天
務必做到。
病人↓
聖旨
護理師領旨，
謝主隆恩。
2.
現實生活的樣子
護理站
你看你亂答應他，
現在在那邊鬧！
不是說今天做得到檢查嗎！
我不管！醫生說可以的!!!
3.

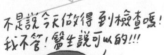

聖旨到～

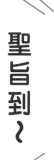

「醫生」這個頭銜給人的印象，就是所有優點的集合體，還有包括電視劇裡常常亂演的，是「權力的象徵」。

在病人和家屬的眼中，統領醫院的就是醫生，很多人以為只要醫生一聲令下，醫院裡的其他人全都要聽令行事，很多人以為醫生說的就是聖旨，如果跟醫生說的不一樣，那就是其他人的錯，所以常常會出現這種對話。

「醫生跟我說明天就會做到胃鏡，為什麼你現在跟我說明天做不到？」病人問。

「胃鏡是跟所有病人一起排的。你的檢查單今天才開，當然不一定能排進去。」我回答。

「不對，醫生不是這樣跟我說的。醫生說一定會安排到，一定是你們沒有安排好，絕對就是這樣。」

病人跟家屬很喜歡咬著「醫生跟我說」或「醫生跟我保證」，每次遇到搞不清楚狀況跟不知道醫院流程的醫生，護理師都很頭痛。所以我們很常在醫生進去查房之前先跟他們說：「你等一下不要隨便跟病人或家屬保證那些不是你在安排的事喔！」

請相信每一個護理人員都希望病人趕快做到檢查，決定檢查順序的是檢查室，並不是病房這一端，所以如果真的還沒通知送檢查，就是還沒輪到你，不是醫生說了算喔！

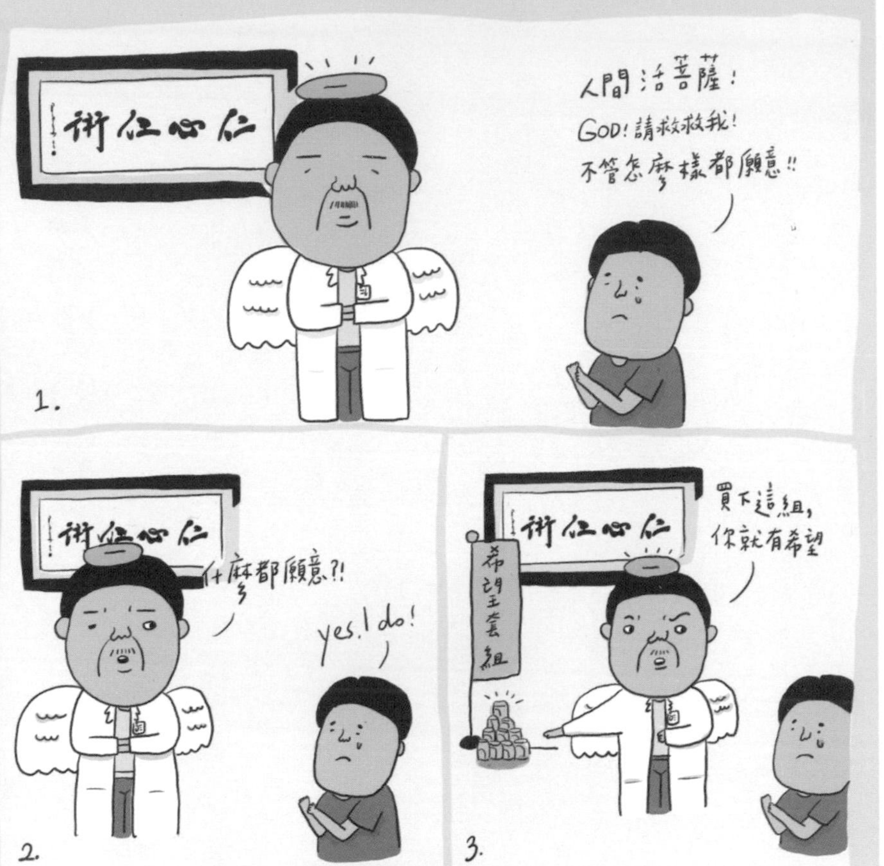
仁心仁術
人間活菩薩！
GOD！請救救我！
不管怎麼樣都願意!!
1.
仁心仁術
什麼都願意?!
yes, I do!
2.
仁心仁術
希望套組
買下這組，
你就有希望
3.
仁心仁術
希望套組
好的 導播，
只剩三組了喔!?
現場觀眾請把握!!
4.

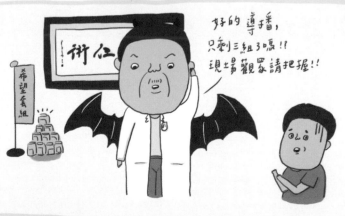

販賣希望的醫生

「來，我現在給你業務的手機，你現在就打電話去買，是因為我介紹才有打折的。」

那廂，名醫的診間病人絡繹不決。長久以來，他的掛號數都是一百號起跳，在搜尋引擎搜尋他的名字，就會出現很多搜尋結果，有大量的病人和家屬在網路上替他宣傳。很常聽到住院的病人說：「我在網路搜尋到他，看到推薦他的人好多，所以我就來了。」每到他看診的日子，診間會坐滿人，病人和家屬全都痴痴看著號碼，等待名醫傳喚他們。

在這個資訊爆炸的年代，在網路上出名，幾乎代表全國各地都有人會慕名而來——來醫院買一份希望。

這廂，年輕男子坐在病床邊，氧氣面罩沙沙地往他鼻腔灌入氧氣，腫瘤占據他大部分的肺葉，讓他無法像平常人一樣呼吸，他連躺著都有困難，他的生命已經開始倒數。

到了醫生查房的時間，名醫來到病房，他　邊滑著手機一邊說了句：「加油吧。」就離開了，他的頭幾乎連抬都沒抬一下。

男子的妻子跑到病房走廊上，焦急地問名醫：「醫生，現在該怎麼辦？他越來越喘了。」

名醫依然滑著手機：「怎麼辦？沒怎麼辦啊！當初我叫你買我說的那個套組，你就不買給他吃，現在都變成這樣了還能怎麼辦？」

「那一套要十五萬耶，我們哪裡來的錢可以買。」

「來，我現在給你業務的手機，你現在就打電話去買，是因為我介紹才有打折的，他要命當然要買來吃啊。」

「都這個時候了，你還要我買？」

「當然要買啊，現在至少可以補救一下吧，不吃就真的不會有效果！」

這是名醫在病房的日常。

✦ 名醫總是對病人說

名醫的日常，就是要病人買昂貴的藥物來服用，他總是對病人說，要一邊服用一邊做治療才會更有效果。如果病情改善，病人就會對於名醫和昂貴藥物深信不疑；如果病情惡化，名醫就會說因為沒有按照正確方式去服用才會沒效，然後要病人再買更多。

曾經有病人說：「我賣掉房子準備來治病，還從南部搬上來住在醫院附近，就為了方便看醫生。」

這是病人的決心，但在我眼中，他把決心賭在一個查房永遠來去匆匆、從不坐下和病人討論病情、搞不清楚病人做了什麼檢查的名醫身上。在我心中，病人應該要把生命託付給認真的醫生。

只是身為護理師，我們能做到的僅僅是稍微提醒病人，畢竟事關性命，沒有幾個病人敢拿自己的命來賭護理師的幾句話；而另一方面，對於醫生的信任感也是治療當中很重要的一環，如果連自己的醫生都不信任，那麼漫長的治療之路也很難走下去。

✦ 醫生的名氣≠醫德

對於癌末的病人來說，縱使只有一點點希望，也會不顧一切地去做，而名醫也許就是看上這一點，他知道不管要求病人做什麼，他們都願意去試。例如他很常對病人說：「你打化療需要體力，我看你最近越來越虛弱，我這邊幫你開一些提升體力的東西，住院的時候你就打，對治療的效果會更好。」而他口中那些提升體力的東西往往都只是改成用靜脈注射的維他命B和維他命C，但是必須要自費。

記得有一次，一位食欲很差的病人，她什麼食物都吃不下，但她仍會按時服用名醫推薦的藥品。我對她說：「阿姨，你要不要先不要吃這些藥了呢？至少先吃點食物吧。」

她看了看床頭櫃上那一瓶又一瓶昂貴的咖啡色藥瓶：「可是醫生說，要我不管怎樣還是要吃。」

「阿姨……你真的覺得有效嗎？」我忍不住問她。我希望能夠點醒她，希望她不要繼續盲目下去。

「我不知道有沒有效，但如果有一點點希望，我就願意吃。」

聽她這麼說，我不再回話，那是已經走投無路的人會說的話。

我明白名醫賣的不是醫術也不是醫德，他賣的是一份希望，他賣的是一塊病人在汪洋大海中唯一能抓住的浮木。

這是在醫院工作後才知曉的事，名氣和醫德有時候並不會同時存在著。

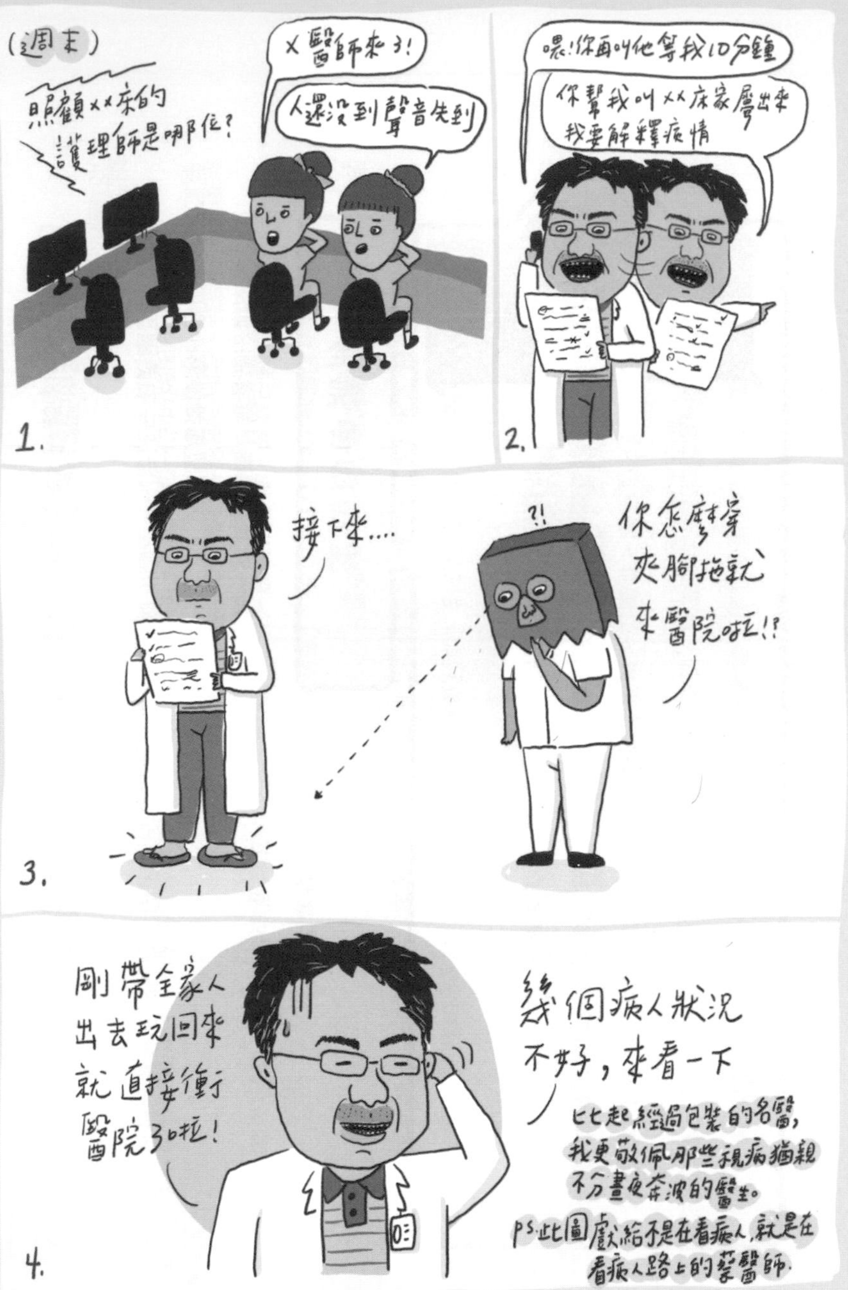
(週末)
照顧XX床的護理師是哪位？
X醫師來了！
人還沒到聲音先到
1.
喂！你再叫他等我10分鐘
你幫我叫XX床家屬出來 我要解釋病情
2.
接下來....
?!
你怎麼穿夾腳拖就來醫院啦!?
3.
剛帶全家人出去玩回來就直接衝醫院了啦！
幾個病人狀況不好，來看一下
比起經過包裝的名醫，我更敬佩那些視病猶親不分晝夜奔波的醫生。
PS.此圖獻給不是在看病人，就是在看病人路上的蔡醫師.
4.

你想選哪個醫生？

不知道在大家心中，名醫是什麼樣子？是頂著院長或副院長的頭銜，還是門診病人數破百，或是在搜尋引擎打上名字就會跑出一長串的搜尋結果？大家都喜歡看名醫，好像被名醫診治後病症就會痊癒，而這些醫生的網路掛號通常都是滿的，所以民眾只能依靠當日掛號。

在醫院大廳常會出現這種光景——凌晨四、五點就會有人拿私人物品放在掛號機前面占位。我偶爾親自到樓下藥局拿藥的時候，還會看到一整列的報紙排得整整齊齊，一份報紙代表一個人的意思，民眾為了掛到名醫的門診，簡直無所不用其極。

但在護理人員的眼中，所謂的名醫似乎有那麼一點點不一樣。

不管名醫是怎麼崛起的，是真材實料還是被人吹捧，如果真的想知道名醫本人到底是不是名符其實，說實在的，你還真的需要認識一些護理界的朋友。因為他們會一起共事，或者知道只存在於醫院內部的消息，才能知道名醫是否真的值得民眾趨之若鶩。

譬如說這樣的事件，你覺得他是值得你花時間在他身上的名醫嗎？

✦ 送不出口的「謝謝」

阿伯給醫生看了數年的病，為了治療花了不少的錢，醫生叫他買什麼補品他就買什麼，叫他打自費的藥不管多少錢他都會同意，在他心中，只要是醫生要他做的事情就是好事。可是阿伯的病是治不好的。

那天輪到我值小夜班，阿伯已經快離開了，在他彌留之際，我問：「阿伯，還有什麼事情是我們可以替你做的嗎？」他恍惚地看著我們，停頓了好一陣子，然後他用沙啞的聲音對我們說：「我想要……跟主治醫生……講話……」我跟同事聽到他的願望，愣了一下，然後再跟他確定了一次：「你是說，你想要跟主治醫生講話嗎？」阿伯聽了之後點點頭，然後說：「我想要……跟他說謝謝……」

阿伯的願望其實並不難，只是我們都知道，他的主治醫生是下班之後最不喜歡接電話的人。即使是有關病人的事情，就算再怎麼嚴重，他也不喜歡下班後接到電話，我們很常被他掛電話或是臭罵一頓。

所以阿伯的願望對我們來說，有一定的難度，雖然我們也可以無視這個願望，可是一想到這是他最後的心願，不同意我們心中也過意不去，所以我們討論後，仍是硬著頭皮撥了主治醫生的公務機。很意外地，他接了，但同時語氣也不是很高興。他問：「有什麼事嗎？」我們趕緊說：「X醫師，不好意思這麼晚打給你，那個XXX想要跟你說話，他現在病況不太穩定，可能快要離開了，他說最後想要跟你說個話。」他聽完我們說的話，回了我們這句，我永遠忘不了的一句話。

「哪有這種的，哪有最後一定要跟主治醫生說到話的這種事情，沒有這種事情。」他說得很激動，也顯得很不耐煩。

「可是X醫師，他說這是他的心願，他只是想要跟你說謝謝，只要用電話說就可以了。」我說。

「沒有這種事，你們就為了這個打電話來嗎？哪有這種事情的。」說完，他就把電話掛了。

我們看著話筒很尷尬，同時也很難過，因為阿伯的願望還是沒能達成。為了不要讓他帶著芥蒂離開，我們對他說，對不起主治醫生的電話沒有打通真的很抱歉。阿伯喘著氣，說沒關係。過沒多久，他嚥下最後一口氣。

也許有人會覺得醫生沒有必要晚上接這種電話，但那是病人最後的願望，他只是想要講一聲謝謝而已。主治醫生光是拒絕我們的時間就已經可以把病人的謝謝聽完了，但他就是不願意。

✦ 不是名醫也會是個好醫生

而另外一個主治醫生，沒有高官頭銜也不是網路搜尋得到的名醫，可是他對病人的事比誰都還認真。每一天，他手中的病人名單都寫滿密密麻麻的註記，甚至寫得比住院醫生還要多，你只要說病人的名字，他就可以口若懸河地講出那個病人的病情狀況還有治療計畫。

我們常調侃他乾脆向醫院租一間房間算了，因為不管平日下班還是假日休假的日子，如果他的病人有重大狀況需要他出面，他絕對不會把事情推給住院醫生。他總是說：「等我幾分鐘，我馬上到，叫他們（病人或家屬）等我，我馬上到。」

他也很習慣給病人他的Line，他老是跟病人說只要有事就傳訊息給他。但只要被我們知道就會被我們罵，因為有些病人或家屬根本不會管到底是不是休息時間，即使是凌晨也會傳訊息給他，跟他說一些沒那麼嚴重的事（咳嗽、睡不著、身體癢之類的），可他從來沒有因此生氣，反而是我們替他打抱不平。

身為護理人員常會被病人或家屬問比較推薦哪個醫生，我都會問他們：「你是想要看名醫，還是想要看認真對待病人的醫生？」雖然也有名醫很認真也很負責，但很多名醫都很忙，忙到根本不知道自己的病人是誰。

所以如果問我的話，我會選即使沒有名氣但卻很認真的醫生。

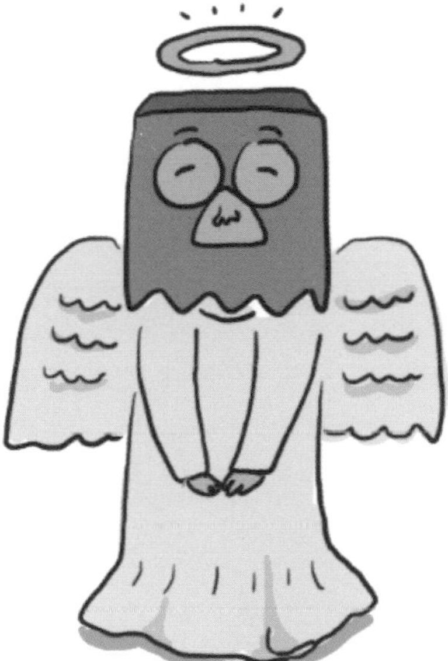

天堂路上的奇人軼事

CHAPTER 03

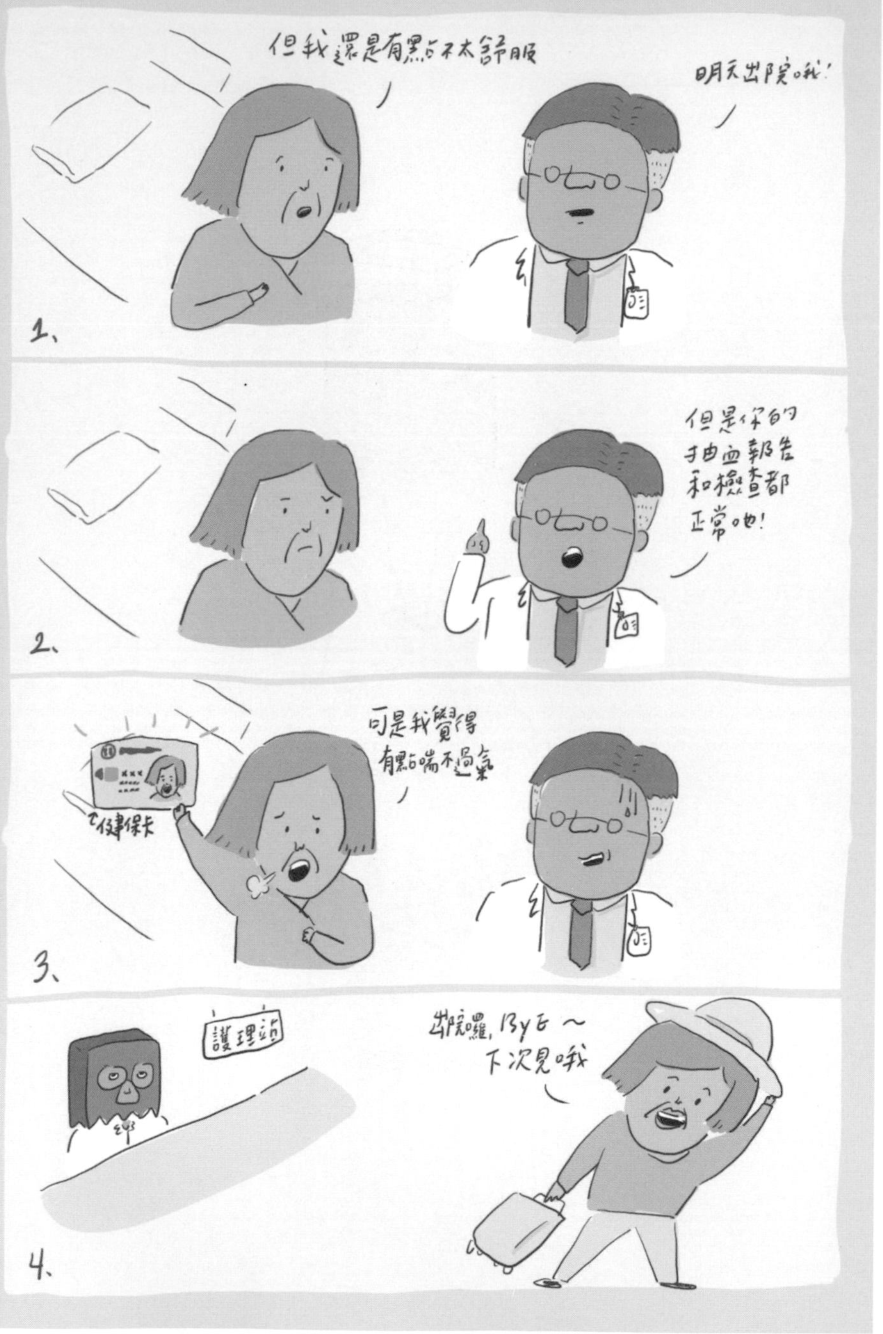

但我還是有點不太舒服
明天出院哦!
1、
但是你的抽血報告和檢查都正常吔!
2、
可是我覺得有點喘不過氣
健保卡
3、
護理站
出院囉, Bye~ 下次見哦
4、

健保健保吃到飽

台灣健保的好用程度是世界級的，甚至比吃到飽餐廳還要划算，只要每個月按時繳費，就能得到物超所值的治療待遇。

雖然政府近年一直在推行基層醫療（例如診所、居家照護），但人們還是習慣往大醫院跑，平日的醫院大廳總是門庭若市，看診的人坐滿診間，領藥的人也是大排長龍。相較於國外，如果想進大醫院檢查，一定要先經過家庭醫師同意，然後由家庭醫生開立轉診單，才能到大醫院看醫生。

當年設立健保其實是美意，希望所有的人不管貧富都能得到應得的醫療資源，但久而久之，大家把健保當作理所當然，套句很多人常說的：「我有付健保費耶，為什麼不能順便做個檢查？」然而我們每個人每個月所支付的健保費一個月頂多一千出頭，很多檢查卻是動輒千元起跳，根本不能叫做「順便」做檢查。

使用健保做一項自己覺得只是順便沒什麼大不了的檢查，其實無形中增加了社會的成本。

對於如今健保資源的浪費，身為內科病房護理人員的我特別有感。你可知道，一次要價一千元的抽血檢查，如果在住院期間，醫生會開立兩三天抽一次，雖然大部分都是為了追蹤治療的結果，但有時候（或者說很常），是拗不過病人或家屬的要求才開立的。

事，所以各種慢性病（高血壓、糖尿病、慢性腎臟病等）的罹患率在台灣持續攀升。我曾跟一個印尼籍的照顧者聊天，我問她，在印尼如果腎臟壞掉怎麼辦？她回我：「那就死掉啊。」她的語氣就像在說一件再普通不過的事。

她接著又補充：「在印尼，治療和藥都太貴了，所以如果生病，就只能死掉。」

反觀台灣，很多病人覺得吃不吃藥不是最重要的，重要的是醫生能不能把自己治好。就好像想要病痊癒，自己不需要付出努力，若病不會好，是醫療人員的能力不足。怪別人總是特別簡單，但約束自己卻是萬分困難。

✦ 醫療是身體健康的最後一道防線

醫院附近有個大哥，抽菸喝酒數十年，他總是在醫院的周圍喝酒，白天也喝、中午也喝、晚上也喝，不管什麼時候來醫院，都可以看到他坐在醫院外面的椅子上，腳邊一大堆空的或倒的玻璃酒瓶，整張臉喝得通紅。某年冬天我早上剛到醫院，就看到他整個人屁股翹得老高，面朝下倒在急診室外面的地板上，乍看之下很像一具屍體。

他在醫院周圍喝酒是一件很聰明的決定，因為就算喝掛了也會有人把他抬進醫院，然後住院住個十來天，把肝臟或胰臟的發炎處理好再出院，出院再繼續跟他的酒友比拚。

我會這麼清楚，是因為他很常被送來我的病房。只要看到他的名字，急診的護理人員連交班都不用交班，我們都知道他又是為了什麼住院。

「你一定要這樣喝嗎？」在數次照顧到他之後，我有點不耐煩地對他說。

「我住院的時候都沒有喝啊，我到樓下都只是去抽菸而已。」他狡辯。

「但你出院就會開始喝，然後又被送進來，你的肝臟已經快爆了。」

「我都有來看醫生啊，醫生開給我的藥我也都有盡量配合著吃喔。如果還是一樣沒有改善的話，那就不是我的問題。」言下之意就是醫療人員的問題。

醫生沒有認真、開的藥不好、護理人員衛教沒有講清楚，所有造成自己身體傷害的原因全都是因為別人沒有用心。不是因為自己不配合吃藥、不改變生活作息、聽信特殊醫療（例如光靠飲食可以治療癌症），直到病況變得可能會危及生命的時候，又會覺得是醫生沒有提早發現，才會延誤自己的病情。

但往往造成病情無法改善的最大原因，都是因為大家心裡總有逃避的想法：認為自己不可能成為醫療人員口中說的那種人，例如，認為自己吃檳榔也不會像其他人一樣得口腔癌，自己才不可能那麼衰。

醫療只是最後一道防線，想要保持健康的身體，最重要的還是靠自己。

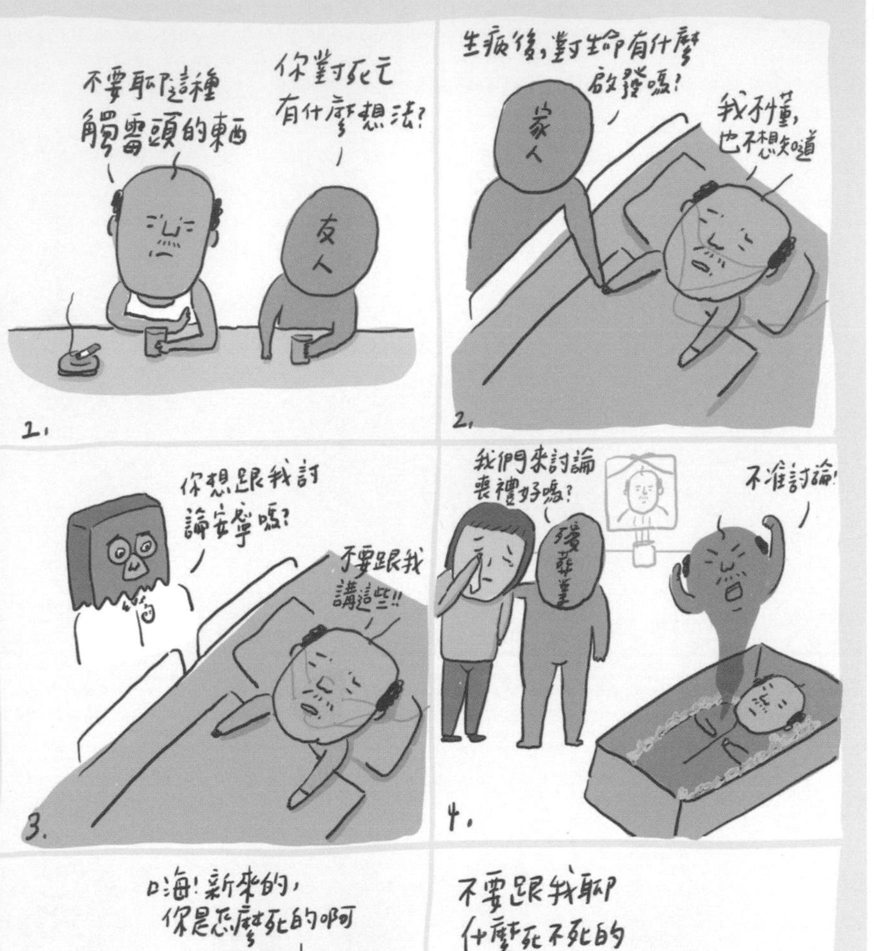

不要聊這種觸霉頭的東西
你對死亡有什麼想法?
友人
1.
生病後，對生命有什麼啟發嗎?
家人
我不懂，也不想知道
2.
你想跟我討論安寧嗎?
不要跟我講這些!!
3.
我們來討論喪禮好嗎?
殯葬業
不准討論!
4.
嗨!新來的，你是怎麼死的啊
5.
不要跟我聊什麼死不死的
6.

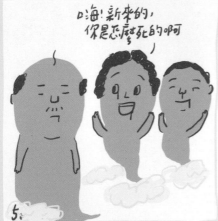

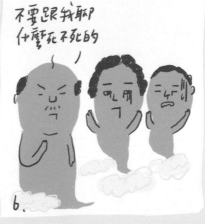

安寧不是等死，痛苦才生不如死

提到安寧，你會想到什麼？

如果你第一個冒出的念頭是，安寧就是等死，那麼也許你應該花一點時間，去了解安寧到底代表什麼。每一個人都難逃一死，說白一點，每個人的生命都是一段走向死亡的過程，所以就算你不想面對或不願意面對，你終究，還是得要面對，面對自己和他人的死亡。

當你已經明明白白知道你或親人的疾病無法治癒，你會怎麼選擇？

我走了這麼久的臨床，有時候會覺得台灣人很有意思，對於死亡總是很忌諱，例如覺得自己的家人絕對不會死，即使事實已經擺在眼前，他們還是不願意相信，他們寧願相信口耳相傳中的奇蹟，寧願相信自已或自己的家人就是命運眷顧的那一個。

因為看太多病人生不如死的模樣，對於許多醫療人員來說，如果活得只是像一團肉塊，躺在床上動彈不得，那麼還不如早點離開人世；可是對於台灣許多的人來說，寧可拖一天也算過一天，無論自己的親人是用什麼方式活著，只要還有呼吸，就表示還有希望。

然而，真的是這樣嗎？

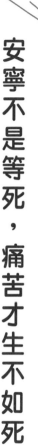

✦ 許多人都走得如此不堪

在那些安寧觀念推行得很好的國家，面對無法治癒的疾病，人們都能接受在生命的末期，如果沒有辦法延長生命的長度，至少在最後不長的路程中，把生命的質量提高，舒服又沒有牽掛地離開人世。

到這裡如果你依舊沒有辦法接受，那麼我們一起來試想一個情境。請你想像你躺在床上，你只能躺在床上，手腳都沒有辦法自由活動，翻身只能靠別人，現在，你全身都很酸很想換個姿勢，可是你沒辦法，因為照顧你的人暫時不在你身邊，有時候你可能會等到一邊的肢體都麻了，他們才想到替你換個姿勢。

你看見窗外天氣很好太陽很大，可是你只能躺在床上，連想要用腳尖感受陽光的溫暖你都搆不著；接著，你想大小便，而你只能排泄在尿布上，然後等著別人替你擦拭會陰部，他們把你的雙腳像青蛙一樣打開，盯著你的下體，不時你會看到他們盯著你的下體皺眉的表情。

他們用衛生紙或濕紙巾擦拭幾下就結束了，你看到衛生紙上面明明還有大便的顏色，但他們不可能擦到完全乾淨，因為那會把你的肛門擦到破皮，你甚至可以想像你的會陰裡面或陰囊上面還有大便的殘餘。如果照顧你的人勤勞一點，可能會用沖洗的方式清潔，但基本上那太費力了，所以可能幾天才會用水清潔下體一次。如果拉肚子你就慘了，你感受到大便溢出尿布，漫延到你的下背，黏膩的感覺，還有惡臭。

想到這裡，你覺得怎麼樣？是稍微可以體會，還是依然覺得你或你的家人不可能變成這樣？不管你或你的家人會不會變成這樣，你得明白並且接受一件事實，那就是台灣有很多人最後都是用這種方式度過他們最後的人生，而且數量非常非常多，那一張只有單人大小的床墊，就是他們人生最後一段路所擁有的空間。

✦ 學習面對人生最艱難的一堂課

人生辛苦了大半輩子，最後只是為了這麼痛苦地活著？

安寧不是等死，安寧也不是只為了病人而存在，安寧是為了讓病人在最後一段路上走得不那麼痛苦，同時也為了讓親人在病人離開之後，能夠有好的心靈調適。人生就是不斷和各種事物告別的旅程，只是死亡是最難學會的告別，但也因為最難學，所以才要花更多的時間去學，而不是完全跳過這堂必修課，等到考試近在眼前才急得跳腳，然後什麼都學不會。

安寧絕對不是等死，所謂等死，是放縱死亡帶來的恐懼，讓你在最後一段路每一天都心神不寧，那才叫做等死。

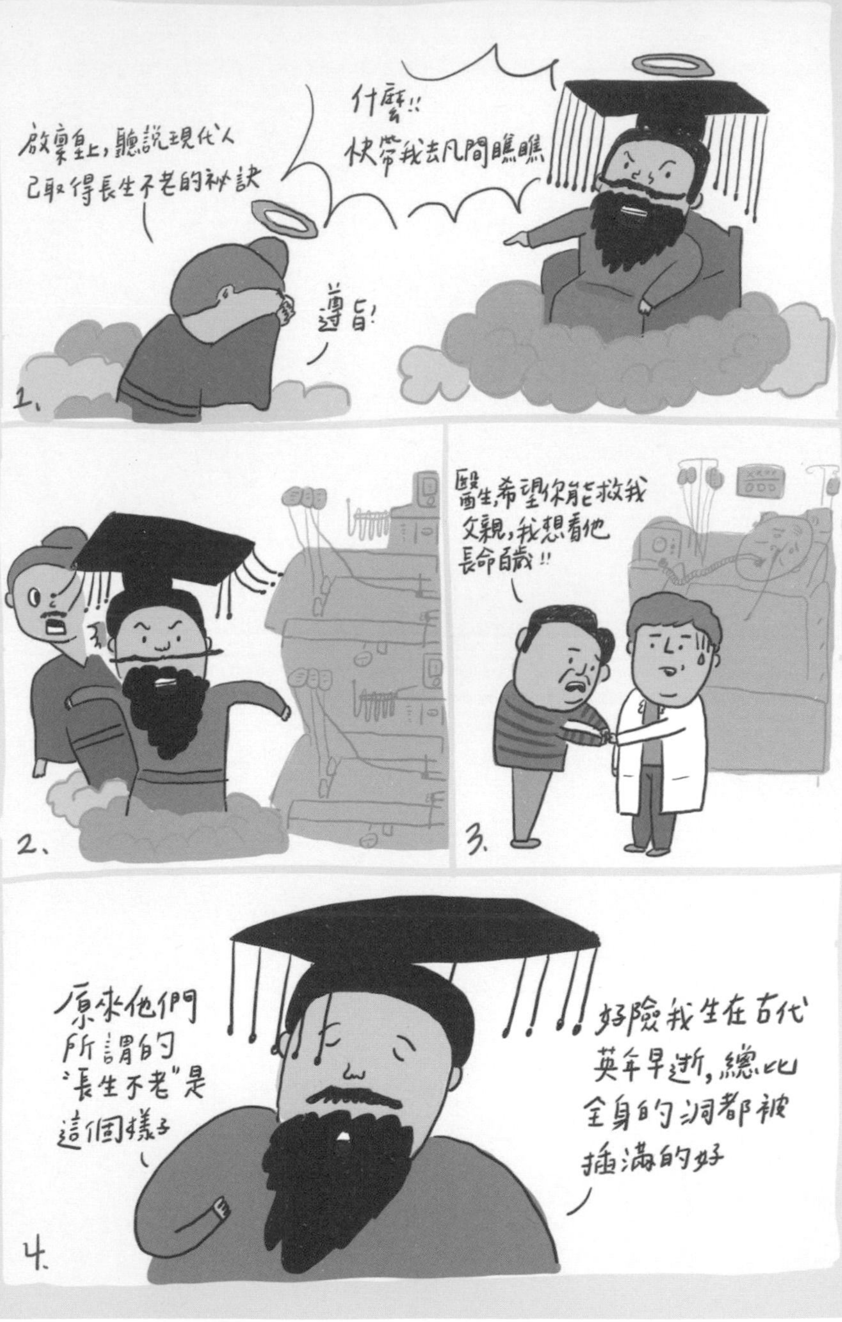
啟稟皇上，聽說現代人已取得長生不老的秘訣
什麼!! 快帶我去凡間瞧瞧
遵旨!
醫生，希望你能救我父親，我想看他長命百歲!!
原來他們所謂的"長生不老"是這個樣子
好險我生在古代英年早逝，總比全身的洞都被插滿的好

活得老不如活得好

好像從秦始皇開始，人就一直追求著長生不老，雖然這根本是一件不可能的事，但還是有人不斷吹捧要長壽要長壽，彷彿參加比賽一定要拿第一名，長壽也是一種可以拿來吹噓的榮譽。

可是活得老，就是活得好嗎？

隨著便宜的醫療以及便利的就醫系統，台灣老年人口的比例持續往上攀升，這雖然可以顯示國家的醫療水準之高，但在數據的背後隱藏著的，卻是很多生不如死的老人。

在暖和陽光灑落的公園，那些坐在輪椅上的老人，你一定看過，他們鼻孔裡有一條淡藍色的管子，或輪椅的輪子旁綁著一個引流黃色液體的白色袋子，他們大部分都雙眼無神看著前方。

那些附著在他們身上的東西，是他們賴以為生的管路。鼻胃管、尿管、胃造廔口、膀胱造廔、氣切管，這些名詞，依照字面上的意思，或多或少可以明白它會擺放在那個器官，但依舊陌生地可以，因為大部分的人不認為，自己會有用到它們的一天，然而年齡一天一天增加，我們離這些名詞也越來越近。

人的器官就像機器的零件，用久了會有瑕疵，瑕疵了也許不一定會壞，但如果壞掉了，以現在的醫療水準絕對有方式可以替代，但替代的結果呢？

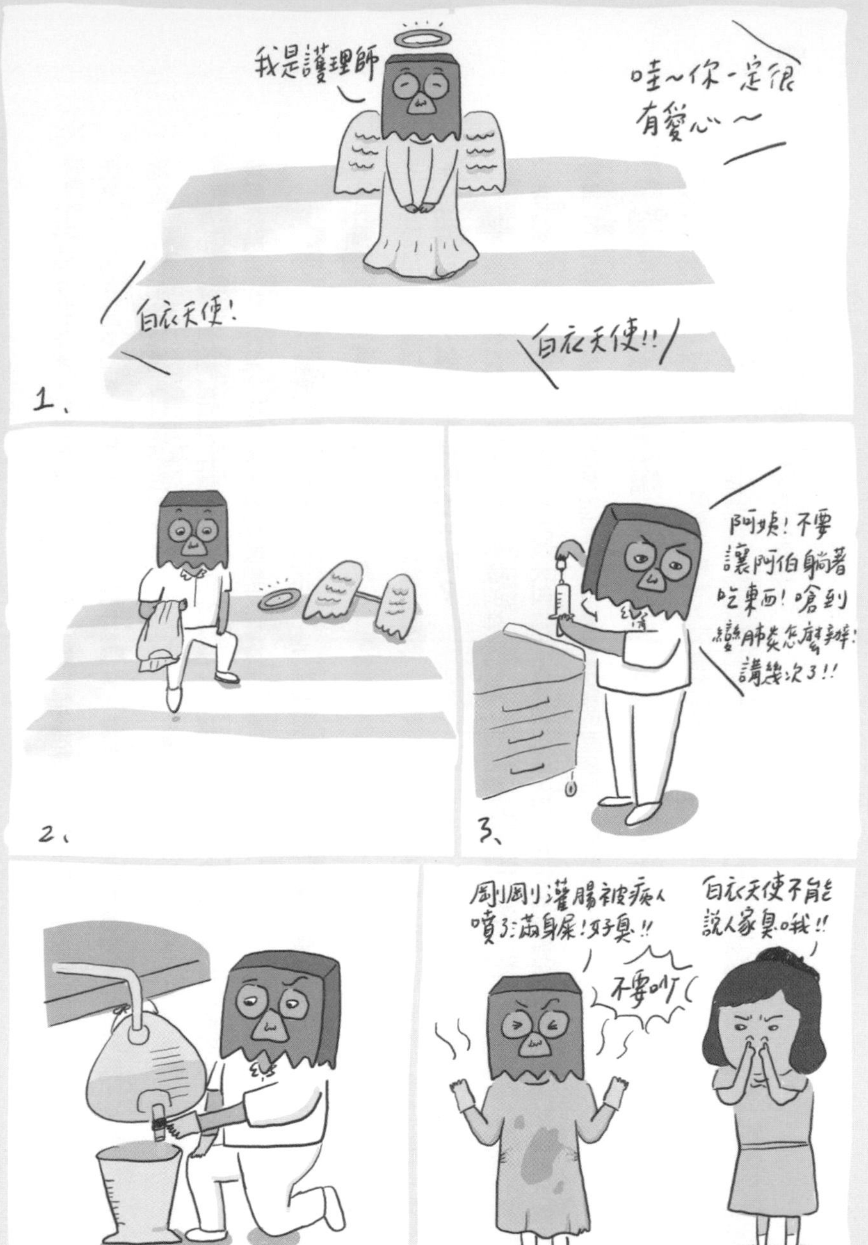
1、
我是護理師
哇~你一定很有愛心~
白衣天使!
白衣天使!!
2、
阿姨!不要讓阿伯躺著吃東西!嗆到變肺炎怎麼辦!講幾次了!!
3、
4、
剛剛灌腸被病人噴了滿身屎!好臭!!
不要吵
白衣天使不能說人家臭哦!!
5、

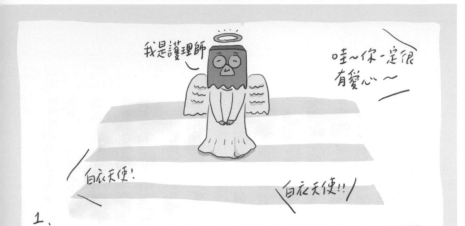

天使不是天使

雖然很多人都說護理人員是天使，但對我來說，我從來都不認為自己是天使，因為我也不想當天使，我是一個很普通的人，只是我選擇的行業剛好是護理人員。

剛踏入這行業時，每天都忙著把新的事往腦子裡塞，明天的檢查要先準備什麼、這個抽血數值代表什麼意思、病人現在的症狀要做什麼處置，每一天，都被這些事情塞得滿滿的。病人在我眼中不是「人」，是我要想辦法處理的「工作」，直到逐漸熟稔病房的一切，我才有多餘的心力，把病人和家屬當作「人」。

但我說了，我不是天使，我只是一個很普通的人，所以我沒有辦法把我的關心給所有的病人，如果我真的這麼做，有一天我一定會被掏空。然而有些病人，即使他們什麼都沒對我做，我還是會不小心的，對他們付出我的關心，而且發自內心。

✦ 陪伴，用金錢無法衡量

那是一個平常住在安養院裡的阿嬤。

阿嬤很安靜，一整天都在睡覺，陽光穿過窗戶灑在她臉上，她就用棉被蓋住臉，然後繼續睡，直到我故意把她叫醒。

「阿嬤起床了，太陽曬屁股了！」我故意拉扯她的棉被。

「不要吵我，你每次來都好吵。」阿嬤又把棉被蓋回頭上。

「我要叫你起床啊！都快中午了，快點起床！」我又把她的棉被拉下來。

「我起床要做什麼？」阿嬤睜開她的小眼睛看著我。

「起床跟我聊天啊！」我把臉靠在她面前。

「你上班不上班，還跑來跟我聊天。」阿嬤笑著碎了我一聲。

阿嬤說，自己已經一個人太久了，久到不知道為什麼自己還要活著。老公在她年輕的時候生病過世，兒子也在幾十年前意外去世，就只有自己一個人，孤單地活在世界上，她想死，但卻死不了，一天過一天，就活到這麼老了。

我很喜歡阿嬤，阿嬤胖胖的，笑起來會露出沒有牙齒的嘴巴，她說喜歡吃西瓜，我下班就買了一盒西瓜，隔天上班帶給她。「神經病，你買這麼多我要怎麼吃！」雖然她這麼說，但是她笑得很開心。

只要上班的日子，我就會去她的病房找她，每天故意大聲叫她起床，然後再跟她鬥嘴，阿嬤雖然不是我的阿嬤，但是我很喜歡她。

阿嬤說她什麼都不想要，她不想吃東西、不想下床走路、不想要漂亮衣服、不想去想已經過世的兒子，所以我也想不到能給阿嬤什麼東西。

我放了幾天假出去玩，回來上班的那天，我又跑去她的病房找她。「阿嬤起床了！」我大叫，她從棉被裡露出她的小眼睛，看著我說：「你放假的這幾天，就沒這麼熱鬧了。」

當她這麼對我說，我突然明白，阿嬤雖然說過什麼都不想要，是因為她知道沒有誰能陪誰天長地久，而她最想要的東西，就是陪伴。

當了好一陣子的護理師之後，我才慢慢了解，除去醫病關係，除去病人和家屬想從我們這裡得到的好處，只要付出真心也能換來別人用真誠的笑容來回報，那些病人和我非親非故，但如果因為我的付出，能為他們灰暗的日子灑下一點光線，那麼我自己也會感受到滿足，這種滿足，是用金錢沒辦法衡量的。

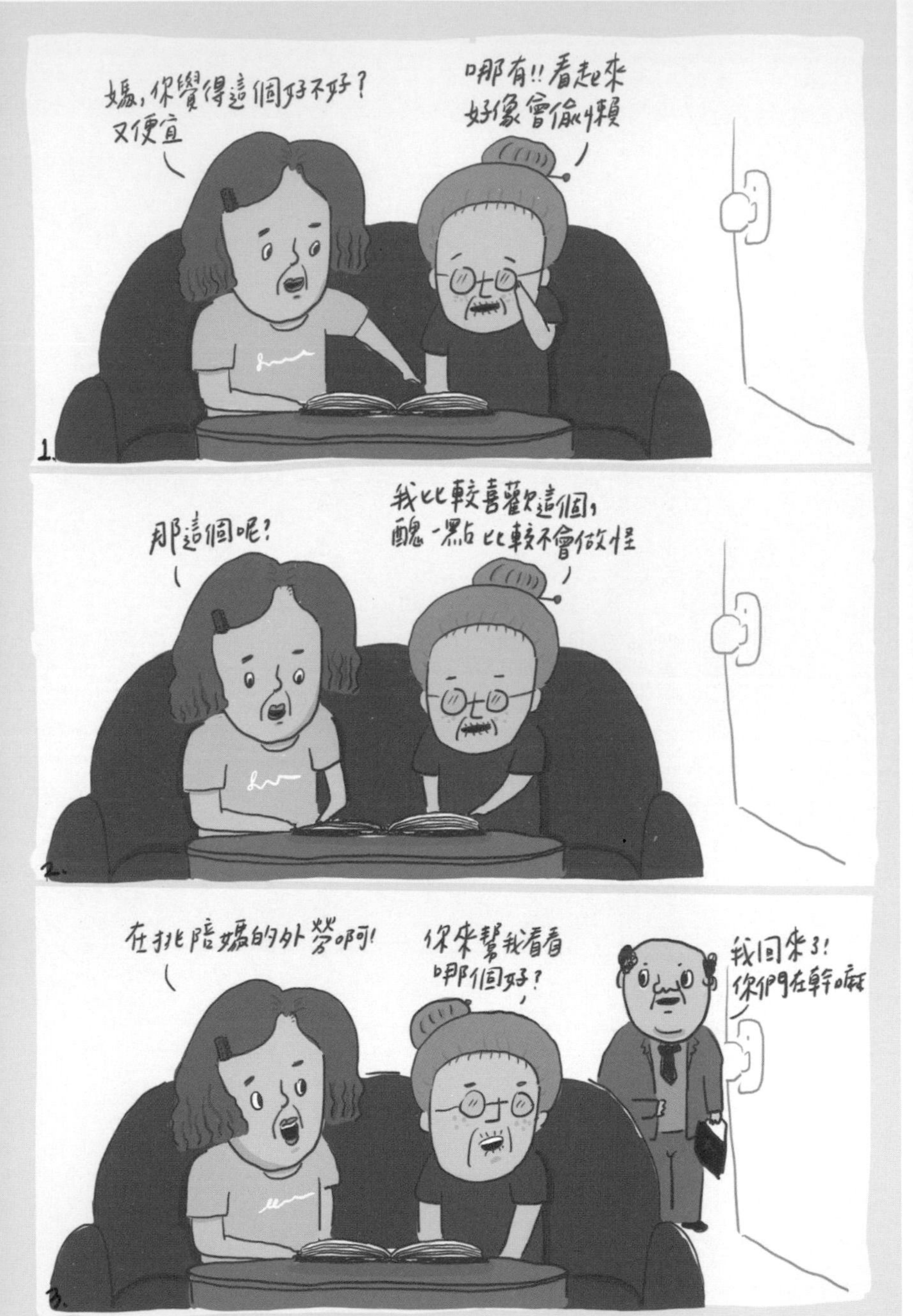
媽，你覺得這個好不好？又便宜
哪有!! 看起來好像會偷懶
1.
那這個呢？
我比較喜歡這個，醜一點比較不會做怪
2.
在挑陪媽的外勞啊!
你來幫我看看哪個好？
我回來了! 你們在幹嘛
3.

她們的名字

「外傭」，我最不喜歡的一個詞，每每聽到有人不經意說出這個詞彙，心底就會湧現一股厭惡感。「就只是一個方便稱呼的名詞而已嘛，幹嘛這麼認真。」同事說我太過敏感。

可這個名詞背後所承載的含意，遠遠比方便稱呼更不善良。

「外傭」，是「外地來的傭人」或「外籍傭人」的簡稱。

在我心中，這些飄洋過海在異地打拚的人，跟我們一樣，只是努力讓日子過得更好，她們很多人每個月寄工錢回家，只為讓遠方的家人能過舒適一點的生活。她們在台灣一待就是很多年，每三年才能回家一次，而她們用來紓解思鄉之情的方式，就是講電話，講電話是多麼普通又平常的事，可是很多雇主卻認為她們「整天只會講電話，都不好好照顧病人」。

偏見是難以消滅的，像人們總認為愛滋病是同志才會傳播的一樣，很多長輩總認為這些膚色輪廓跟我們不同的人，整天好吃懶做、拿薪水不做事、還會偷東西。一如我奶奶家裡有個外勞，叫阿蒂，奶奶從來不讓她一個人待在家裡，一定要有人盯著她才行，奶奶認為如果讓阿蒂一個人在家，會趁機偷家裡的東西拿去賣，不管阿蒂對她多麼盡心盡力，她只認為她領了薪水本來就應該要做事，偏見已經生了根，連尊重都不存在彼此之間。

更悲哀的是我們的媒體總喜歡拿聳動的題材來報，「外傭虐待老人」「外傭毆打病人」諸如此類的新聞，更是加深了國人對她們的偏見，這麼多善良的人被迫背上黑鍋，扛著她們沒有的罪名努力工作著，那麼反過來呢？

我們用一個月兩萬出頭的薪水，要求她們照顧病人之外，打掃、煮飯、洗衣服、倒垃圾、帶小孩，每天工作二十四個小時，一個月休息四天（有些雇主甚至不讓她們放假，把假換成錢，因為她們放假就沒人顧病人），這樣的酬庸方式，算不算另一種虐待？可因為是自己人，所以標準不一樣，畢竟，沒有胳臂往外彎的道理。

✦ 她們是護理人員的最佳幫手

然而身為護理人員，這些異鄉人是我們的好幫手，她們照顧病人的技能往往比家屬還要好，翻身、灌食、換尿布，全都難不倒她們（當然還是有些外籍照顧者照顧病人不那麼用心）。她們二十四小時待在病人身邊，有些無法言語的病人，她們甚至能從眼神明白病人想表達什麼，充當我們的翻譯，我看著她們對病人說話，那親暱的樣子好像是自己的家人，有些人陪伴病人的時間，一伴就是十年，這麼長時間的朝夕相處，病人已經不只是她們的工作。

我看過她們在病人過世的時候，哭得難以停止的樣子，好像隨著病人離開，她們心中的某塊情感也跟著一起破碎，那淚水和哽噎，絕對不是演出來的。

我認為不管是誰，雖然種族、性別或性向不一樣，但都是絕對平等的，沒有誰比較高尚、也沒有誰比較低等，請想想如果沒有她們，你該怎麼照顧家裡的老人或病人？她們飄洋過海來到這裡，縱使沒有功勞也有苦勞，我們該給的是尊重，而不是偏見。

她們不只是外傭，她們有名字，因此，若你發自內心的尊重她們，也請用她們的名字稱呼她們。

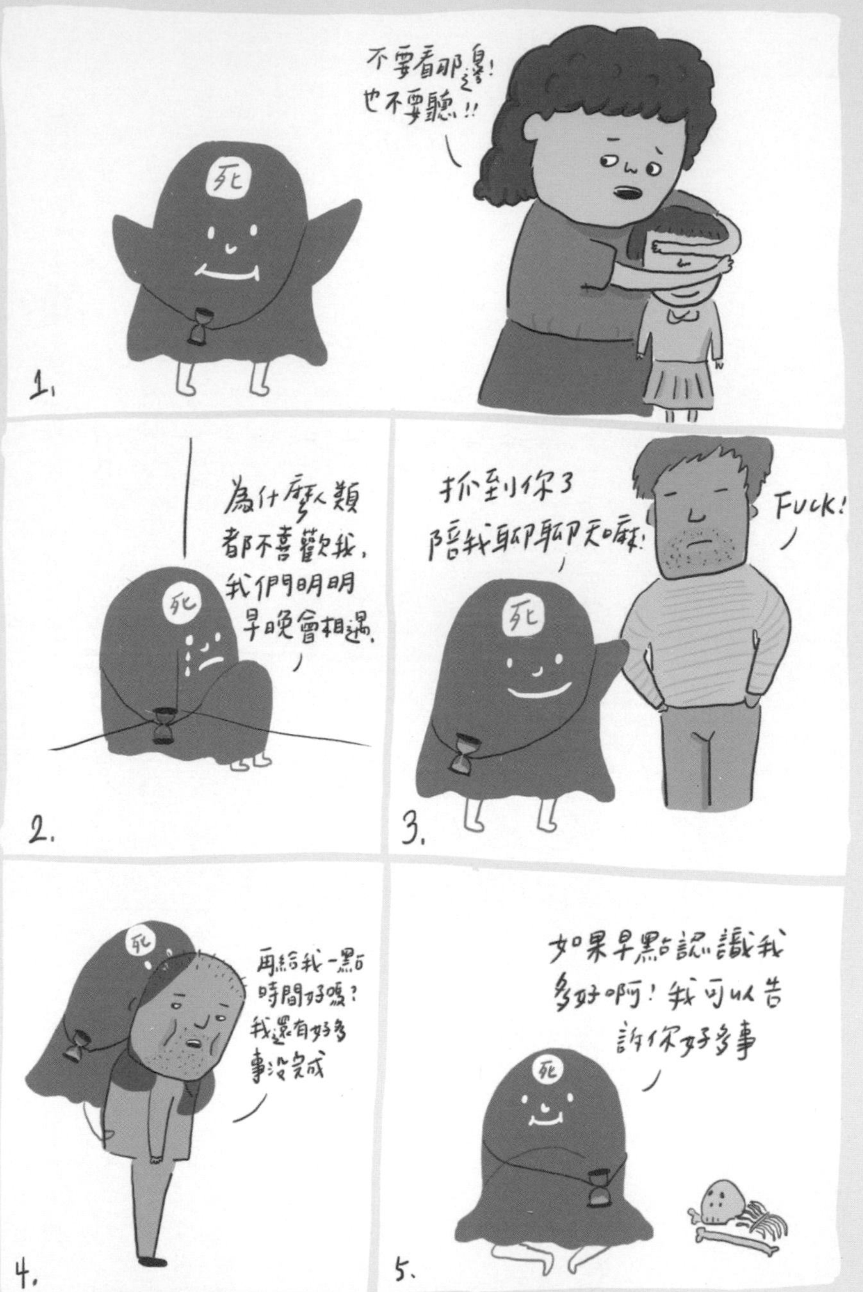
不要看那邊!
也不要聽!!
1.
為什麼人類都不喜歡我，我們明明早晚會相遇，
2.
抓到你了
陪我聊聊天嘛!
FUCK!
3.
再給我一點時間好嗎?我還有好多事沒完成
4.
如果早點認識我多好啊!我可以告訴你好多事
5.

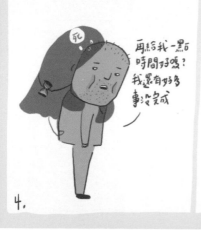

從現在開始思考死亡

你有沒有想過自己要怎麼死？或者應該說有沒有想過，自己會怎麼死？是病死、老死還是因為意外而死？

我想大部分的人都沒有特別思考過這個問題，在我還沒成為醫療人員以前，我也沒有認真思考過。因為在傳統的觀念中，過年不可以講到死這個字、生日的時候不可以、聊天的時候也不可以，不管什麼時候，都不可以提到。

好像不提，它就不會發生；好像不說，它就永遠不會到來。

可是，死亡這件事其實一直都在發生，它在電視新聞裡、在隔壁鄰居家、甚至在親戚朋友之中都不斷發生，差別只在於，對你來說，它夠不夠深刻。

第一次死亡把印記烙在我心中，不是高中時爺爺因為意外導致的過世，也不是大學時外公因病離開，他們的死亡在我心中都因為抗拒去接受而記憶模糊，我第一次把死亡看得清楚，是一個與我年紀相仿的病人。

✦ 死亡總是如影隨形

我記得第一次看到他，他的長相斯文，細框眼鏡架在他凹陷的臉上，他回答問題的語氣平靜淡漠，光看他的外表並沒有病態的樣子——如果不看他那沒有一絲毛髮的頭頂。

我帶他走進病房，因為還沒細看他的病歷，我不知道他為何而來，我小心謹慎地問：「請問這次住院是要做什麼呢？」他坐在床沿，伸出手準備讓我量血壓，那動作熟悉地像他做了很多次。

「來打化療。」他平靜地說。

在這個資訊發達的時代，每個人都知道癌症的可怕，其罹患率更是從每五分鐘一人快轉到每三分鐘一人，雖然每個人都知道癌症可怕，卻都不覺得會發生在自己身上。人類就是這麼習慣逃避的一種生物，特別是青壯年人，在路邊吞雲吐霧的人之多，多到沒有抽菸習慣的人會感到困擾的程度，如果你隨手抓一個人來問是否會怕得到癌症，他們最常見的答案就是：「不會啦，不會發生這種事啦。」

而他們之所以輕描淡寫，大抵是因為他們不知道死亡其實可以如影隨形。

也許是年齡相近，又或許是個性並不難以親近，男子對於我的問題是一五一十地回答，說是在執行工作也罷，那麼多的問題也是為了滿足自己的好奇心。

「你是怎麼發現的？」我說，一邊準備在紙上寫下他的回覆。

「做鼻中膈彎曲手術發現的。」他躺在床上，看著天花板。

「鼻中膈手術？」我不小心拉高了音調。

「嗯，醫生在手術的時候發現有一塊怪怪的東西，就幫我拿去化驗，結果發現是鼻咽癌。」他說得依舊平靜，好像在說中午吃了什麼一樣。

男子沒有抽菸也沒有喝酒，他只是去做了鼻中膈彎曲的手術，然後就被診斷出鼻咽癌。沒有辦法在一起的男女不是命運弄人，這種生活習慣良好的的年輕人卻得了不治之症才叫做造化弄人。

偏偏癌細胞在年輕人身上總是特別猖狂，男子在和疾病奮鬥了一年之後，終究還是失敗了。我記得在他離開的前一天，他喘著氣對我說：「如果可以再出去走一走，就好了。」癌細胞擴散占據了他的肺，別提下床走路，他連說話都斷斷續續的。

隔天，他走了。在醫生面對他的遺體宣告他的往生時間之後，我們開始擦拭他的遺體，我一邊抬起他稍微冰冷卻還有一點熱度的四肢，一邊說：「幫你擦個身體喔。」我的頭一直都垂得低低的，我不敢抬頭，因為我知道一抬頭，眼淚就會不受控制地流出來。

習俗總說不能在往生的人面前胡思亂想，可是我的思緒卻天馬行空，我想到他說他還沒生病前的工作、想到他說有本想看的書還沒翻成中文、想到他說還沒完成的那些事，想到，我們明明歲數相近，他卻躺在那裡讓我擦拭他不會再溫熱的身體。

✦ 別在盡頭留下遺憾

他的同事和朋友圍繞在他床邊，好在，這是我唯一感到慶幸的事，在他離開的前一個禮拜，我告訴他的母親，請聯絡他重要的人來看他。理解自己出不了院的他對我說：「如果就這麼死掉好像有點寂寞。」說完他還輕笑了一下，好像承認自己寂寞是有點丟人的事。我問他還有什麼願望嗎？他說，應該沒有了吧，有些真的沒辦法完成的，例如那些還沒演完的劇，看不到也就真的沒辦法了。他笑得無奈，我聽得很心酸。

你有沒有想過自己什麼時候會死？

今天、明天還是後天？或是根本不會發生這件事？

每當提起死亡的事，人們就開始迴避這個話題，那麼願望呢？你有沒有想過有些願望是你在死掉之前想去完成的，但卻因為不斷逃避死亡而延後執行，到最後只能無疾而終。

自從當了護理師，看著這麼多人死去，我就越珍惜我的每一天，也常告訴身邊的人，有想做的事就要趕快去做、想對愛的人說什麼話也要記得說，不要讓自己和身邊的人有任何遺憾。

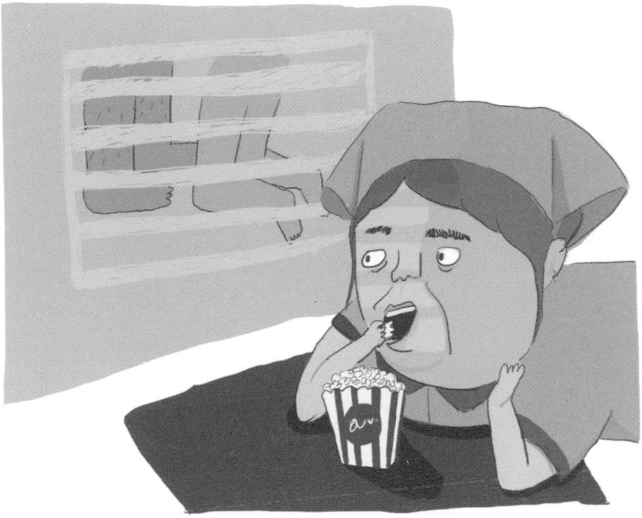

世間情
現正上映中

CHAPTER 04

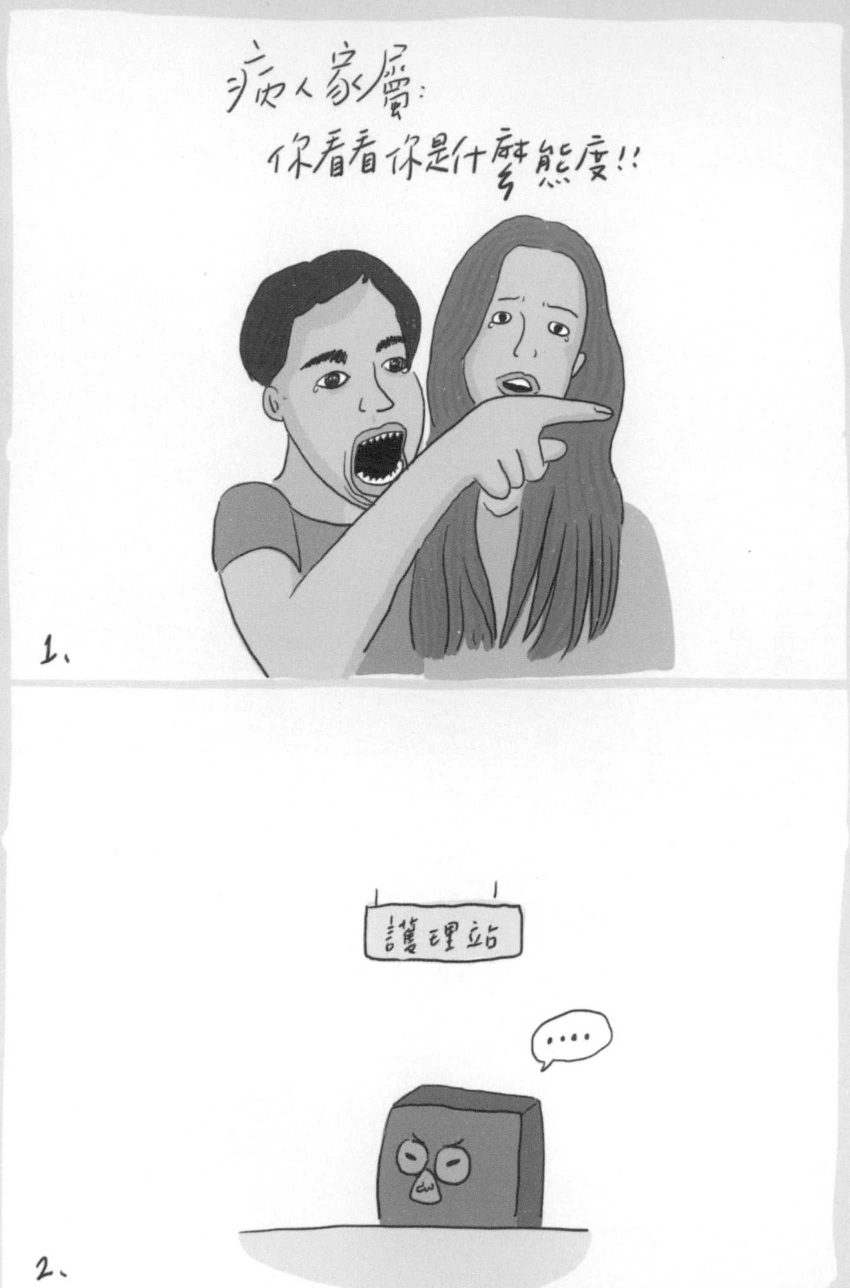
病人家屬：
你看看你是什麼態度!!
1、
護理站
....
2、

你看看你是什麼態度

在還沒踏進臨床之前，生活周遭都是年紀相仿的人，朋友之間幾乎沒有太吵的時候，意見不合頂多不說話幾天，好好談完之後就和好，和長輩也都相處融洽。直到進入臨床，我才知道原來人會為了捍衛自己的立場，變得完全無法溝通和不可理喻。

那一次，九十幾歲的阿嬤被送來醫院，一開始醫生診斷是泌尿道感染，預計住院打幾天抗生素。某天，我替她放尿管的時候，發現有灰咖啡色的膿從她的陰道流出，在會請婦產科檢查之後，發現阿嬤罹患了子宮頸癌，就開啟了一開始沒有人預料到的治療。

即使是一個年輕人，在重感冒期間也會沒有精神昏昏欲睡，更何況是本來意識狀態就不太好的老人。感染讓阿嬤變得更虛弱，一整天大部分的時間都昏睡著，阿嬤的兒女很多，住院兩個星期以來，來探病人的親人沒有斷過，每個人看到阿嬤越來越虛弱的樣子都很擔心。

✦ 焦急的心轉化成憤怒的情緒

那天，是我放假回來上班的第一天小夜班，本來由我照顧的阿嬤，換成我同事照顧。大約晚上八點，一位自稱是阿嬤小兒子的家屬來到病房（但兩個星期以來我從沒看過他），要求我同事解釋阿嬤病況變差的原因。

「我媽現在為什麼變成這樣？原本好好地進來，現在卻變成這樣，我要求妳們給我一個解釋。」他情緒激動地說。

「我不能解釋病情，如果你想要解釋病情，麻煩請在白天主治醫生上班的時候來找醫生。」我同事面有難色地表示。

「我現在就要有個解釋，你們給我找醫生來，要不然就打電話給他。」

「這個時間經是主治醫生的下班時間，他已不在醫院，而且醫院規定不能在電話裡解釋病情。」

即使這樣說，他仍不肯罷休，不斷要求我的同事找主治醫生來做病情解釋，同事個性溫和，禁不起他如此咄咄逼人，快要哭出來了，於是我站到同事身邊對他說：「先生，我們真的不能解釋病……」

我一句話還沒講完，只聽啪地一聲，他一掌拍在護理站的大理石櫃檯上，然後指著我大吼：「你他媽插什麼嘴啊？蛤？我在跟她講話，你插什麼嘴？」

我愣住，因為我完全沒有辦法想像一個人能夠如此跋扈。

「先生，我只是要回答你的問題。」我說。

他依舊指著我，回頭對其他家屬說：「還回嘴，你們看，這什麼態度？小心我去院長室投訴你。」

我實在忍不住：「先生，我好好地回答你的問題，你拍桌又對我大吼，我不知道到底是誰的態度比較差？如果你要投訴，那你就去吧。」接著我把名牌放在他面前。

「你看看這種囂張的態度，我現在就去投訴你！」說著他轉頭衝出病房。

他離開病房，換他的家屬上前對我說：「小姐，我們當兒女的當然會緊張，你怎麼可以用這種態度對我們呢？」

「我真的不知道我的態度哪裡不好？我一句話都還沒講完，你的親人就對我拍桌大吼，到底是誰態度不好？」

✦ 家屬的煎熬不應發洩在護理人員身上

在醫院裡，不好的消息總是比好的多，身為醫療人員當然能理解家屬的煎熬，像這種對醫療人員無的放矢的情緒宣洩，從來沒有少過。

當他們沒有辦法接受家人病情改變的時候，很多人選擇的方式是轉向質疑治療過程中是不是出了問題，才會造成疾病沒有辦法被治癒，因為比起「接受家人生病」，前者是一件相對簡單的事。

臨床中碰到不少認為自己的家人病情不可能會變差，會變差一定都是因為醫生的治療方向是錯的、護理師的照顧有疏失，一定有某一個人得為他們的家人負責。

當然，和醫療人員的醫病關係良好的病人和家屬也很多，但只要碰一個態度不好又不講理的病家，就會影響上班的心情好一陣子。

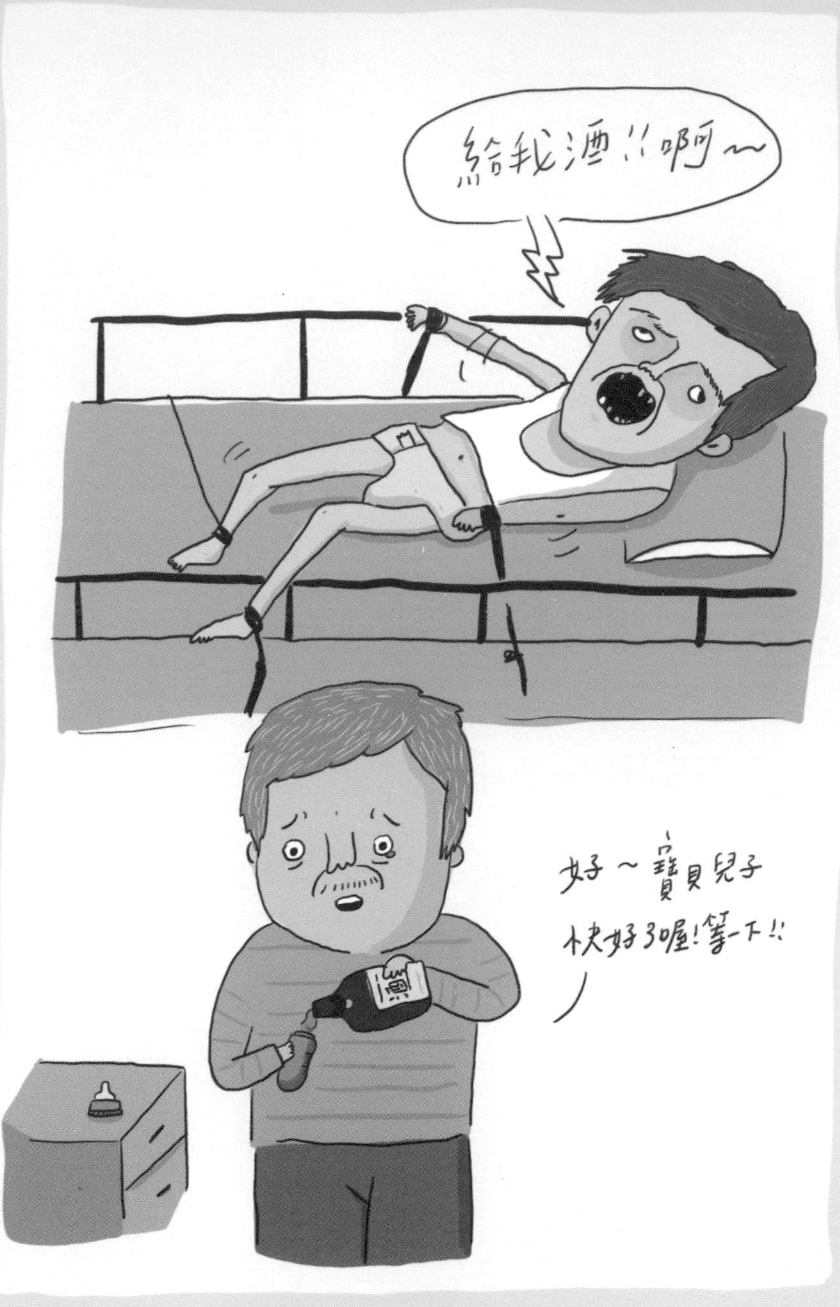
給我酒!!啊~
好~寶貝兒子
快好了喔!等一下!!

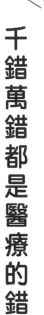

千錯萬錯都是醫療的錯

「又來了！」我同事大叫。

「怎麼了？」

「就他啊，那個整天喝酒不吃飯的屁孩又要來住院了啦！」

內科病房常有病人來來去去，前幾天才出院，過沒多久又回來住院，同事口中的病人，就是其中一個。

生病必須住院的情況分兩種，一種是不得不住院治療，另一種是把自己弄到必須住院，這個病人是後者。

他每一次進來的原因都一樣：在家裡只喝酒不吃其他東西，喝酒喝到暈倒在家裡，然後再被爸爸送來醫院。他年紀很輕，才二十出頭，但外表看起來像四十幾歲的中年男子，吸毒抽菸喝酒樣樣來，抽血的結果總是紅字一片，肺臟、肝臟和腎臟的功能全部都很糟糕，但他也沒在怕，可能因為是年輕人，所以每次都能從鬼門關被救回來。

✦ 浪費醫療資源的爸寶

頭幾次，是喝到腸胃道出血，住院治療了將近一個月，回家後又繼續喝，除了喝酒之外什麼東西都不吃，接著換肝臟壞了，壞到調節血糖的能力減弱，因此他在家裡常常高血糖昏迷，每次被送來醫院的時候他的血糖都超過700mg/dL（正常值是70～110mg/dL），經常被送進醫院治療。

一開始我們當作他個人行為不良，但漸漸地我們發現他的偏差行為不是沒有原因的。他的父母親離異，從小跟爸爸在一起，爸爸認為自己有愧於他，所以非常寵他，在家裡，他想要喝酒爸爸就買酒給他，甚至連住在加護病房觀察的時候，他爸在會客時間把酒裝在寶特瓶裡面，佯裝成水帶給他喝。

所有醫療人員都告訴他爸爸，不要再讓他喝酒了，他只要把酒戒了，一切都會有所改善，但他爸總是搖頭：「我沒辦法，我就是沒辦法強迫他。」我們替他找了幾家戒酒中心，他爸總是點頭說好會送他去，但是過沒多久，他又再度高血糖昏迷被送進醫院，原因還是一樣——只喝酒不吃東西。

在我們心中，這就是一個浪費醫療資源最典型的例子。

一個二十幾歲的大男生，可以自己走到醫院外面抽菸，可是三餐要爸爸把便當放在面前，盯著他才肯吃，吃完還要爸爸說：「來，拿衛生紙擦擦嘴。」

有一次，我聽到他和他爸的對話。他向爸爸要錢，他爸不給，他就說：「爸，你知道為什麼有人要做壞事嗎？因為沒車的人就會去偷車，沒錢的人就會去偷錢，就是這樣你知道了吧？所以我只是想要一點錢去買酒而已，你應該要給我才對。」我沒有把對話聽完，因為這種毫無邏輯可言的話我聽不下去。

當你很努力在過生活的時候，就會發現很多人根本就是擺爛在過日子，而且還非常理所當然。

✦ 病人應該對自己的疾病負責

曾經有個三十幾歲的男子，長期酗酒導致周邊神經受損，常常覺得四肢末梢有麻木感，在他將要出院的前幾天，他姊姊衝到醫院來，對著醫生大聲問：「為什麼我弟弟一直覺得手很麻？」

醫生已經解釋過很多次手麻的原因，這次還是耐心地回答：「你弟弟因為喝酒的關係，所以末梢神經有點受損了，可能暫時都會有這種感覺，所以我們會開維他命給他帶回去，要記得按時服用。」

「不是啊，他都已經住這麼久了，你們為什麼沒有想辦法讓他改善，不是應該要多排幾項檢查找原因嗎？還是要給他打什麼藥？都還沒有完全治療好就要讓他出院？如果出院之後又要進來住院呢？誰要負責？」

聽起來很荒謬的言論，但一直都在醫院裡上演，這些被台灣便宜的醫療寵出來的人，他們從來不認為自己的疾病是自己的行為所造成的，他們認為都是因為醫療不夠努力，才沒有辦法解決他們的問題。

雖然身為醫療人員，應該要對所有的病人都抱持一樣的心態，只需要專注在照護他們疾病，可是真的很困難。見過太多為了活下去而努力到令人心痛的病人（有很多最後都離開人世），面對這種故意把自己置身於生命懸崖邊的人，真的很難付出更多的關懷。

醫院裡很多人常問，誰要負責？但事實上，沒有人需要為不自愛的人負責。

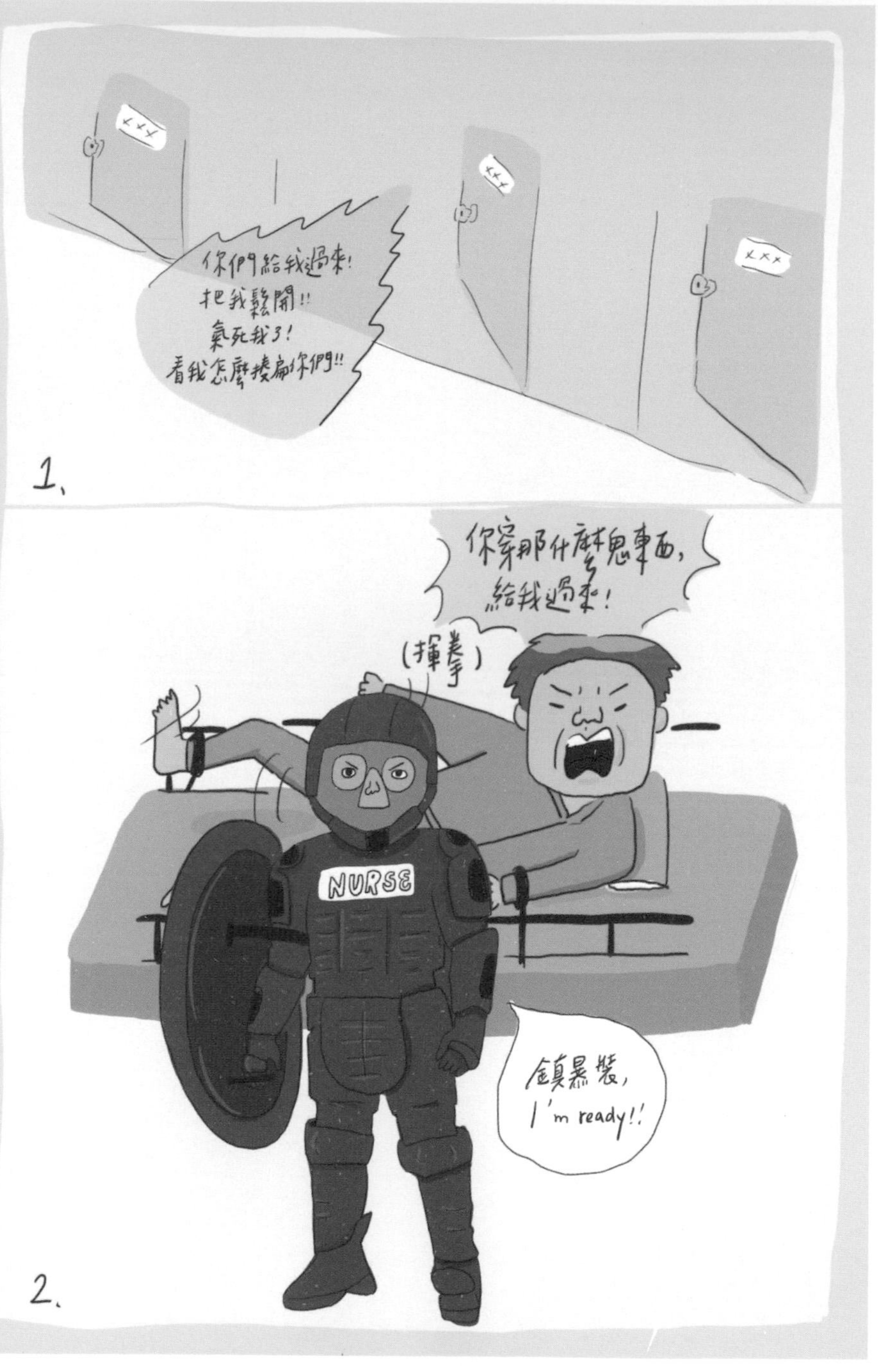
你們給我過來！
把我鬆開!!
氣死我了！
看我怎麼揍扁你們!!
1、
你穿那什麼鬼東西，
給我過來！
(揮拳)
NURSE
鎮暴裝，
I'm ready!!
2.

挨打不能還手

遙想當年剛踏入臨床，發生了不少年少輕狂的事，記得有一次因為太生氣還差點跟病人打了一架。

我在腎臟內科病房工作，除了收治腎臟功能不好的病人，也會收治一些身體電解質不穩定的人，例如橫紋肌溶解，或是血鈉、血鉀數值不正常的病患。

那是一位罹患慢性精神病的病人——長期服用某些特定的精神科藥物有時候會造成體內電解質不穩定，於是他就被送來我們病房接受治療。

基本上，罹患精神病的病人如果有按時服用藥物且藥物是有效的狀態下，他們的情緒其實是穩定的，並不會像大家以為的會隨便亂發瘋。但跟我打架的病人就有點不一樣了，他的精神狀態有點不太穩定，從被精神科專門醫院送來我們病房後就一直情緒很激動，完全沒辦法溝通，問他東他就回答一二三、問他一二三他就回答甲乙丙，不只不配合治療，還會一直要求我們幫他做事，如果不幫他完成他要求的事，他就動手打人，或者把靜脈留置針拔掉。

為了治療需要，我們只能經過他的家人同意，用約束帶把他的四肢綁住，才不會被他攻擊，但也許因為不能自由活動，他的情緒變得越來越激動。

✦ 在醫院上演全武行

那天，我走進病房，他對我說：「欸，我要喝咖啡，你泡咖啡給我喝。」

「我哪有咖啡可以泡給你？」我回答他。

「反正我就是要喝咖啡。」他不斷重複這句話。

其實我大可不用理他，但當下我想說只是一杯咖啡就泡給他吧，就跑去櫃子裡拿了小包裝的即溶咖啡，泡了一小杯拿過去給他。

「我只能給你這種咖啡，其他的我沒有辦法。」我說。

他用一種很不屑的語氣對我說：「我不喝你這種沖泡式的，我是廚師，我的嘴巴很挑，我只喝現泡的卡布奇諾。」我到現在還深深記得他說卡布奇諾的語氣，還用英文發音。

「我沒有那種東西，你不要喝的話就算了。」說著，我準備把咖啡放到病床旁的桌上，忽然間，他伸腳朝我踢來，我立刻往後退了一大步，結果手上的熱咖啡就整杯灑在我的制服上。事情發生得太突然，我腦子還不知道怎麼反應，只能站在原地，拿著空杯子盯著他看。

「你在看什麼？」他對我大吼，「你在看什麼看！」

我站在病床旁邊，心中一直告訴自己不要跟他計較，他是個病人不要跟他計較。就在我試圖讓自己冷靜下來的時候，他突然從床上坐了起來，明明我們把他四肢都綁在床欄上，但他是一個體型壯碩的男人，用力一扯就把約束帶全部扯開。

他坐起身，又用力一扯，把點滴扯落，然後把點滴往我這裡一甩，點滴就這麼甩在我的右臉頰上，很痛。

我很生氣，但我又不想離開現場，好像我向他投降一樣，所以我一直瞪著他。

「你想怎麼樣！」他一邊說一邊下床，站了起來。

雖然他很壯，但是比我矮一些，為了避免讓他再度打到我，我左手抓著他的左手臂，右手抓著他的脖子，他不斷想要用右手打我，我則是一直閃躲，我們兩個就這樣從病房的尾端不斷繞圈，最後繞到護理站。我的同事嚇得呼叫醫院的保全人員，在等保全趕來的期間，他還是一直試圖要打我。

✦ 醫療暴力是醫護人員工作壓力來源

其實在醫療院所裡，這種有暴力傾向的病人非常常見，只是一般醫療人員不會反抗，而且也不是每一個病人或家屬都同意用約束帶約束，甚至有些家屬會認為我們把病人綁起來是一件沒有醫療倫理的行為，所以每當照顧的病人其中有暴力傾向（而且這類型病人的家屬平日照顧他們已經身心俱疲，所以在住院期間很常丟在醫院不管），上班的壓力其實非常大。

而且隔天，醫院副院長來關心這件事的時候，我被直屬長官壓著肩膀，要我跟副院長點頭道謝，雖然我並沒有想要實質的補償，但被病人打之後還要謝謝別人關心，我的感覺很不好。

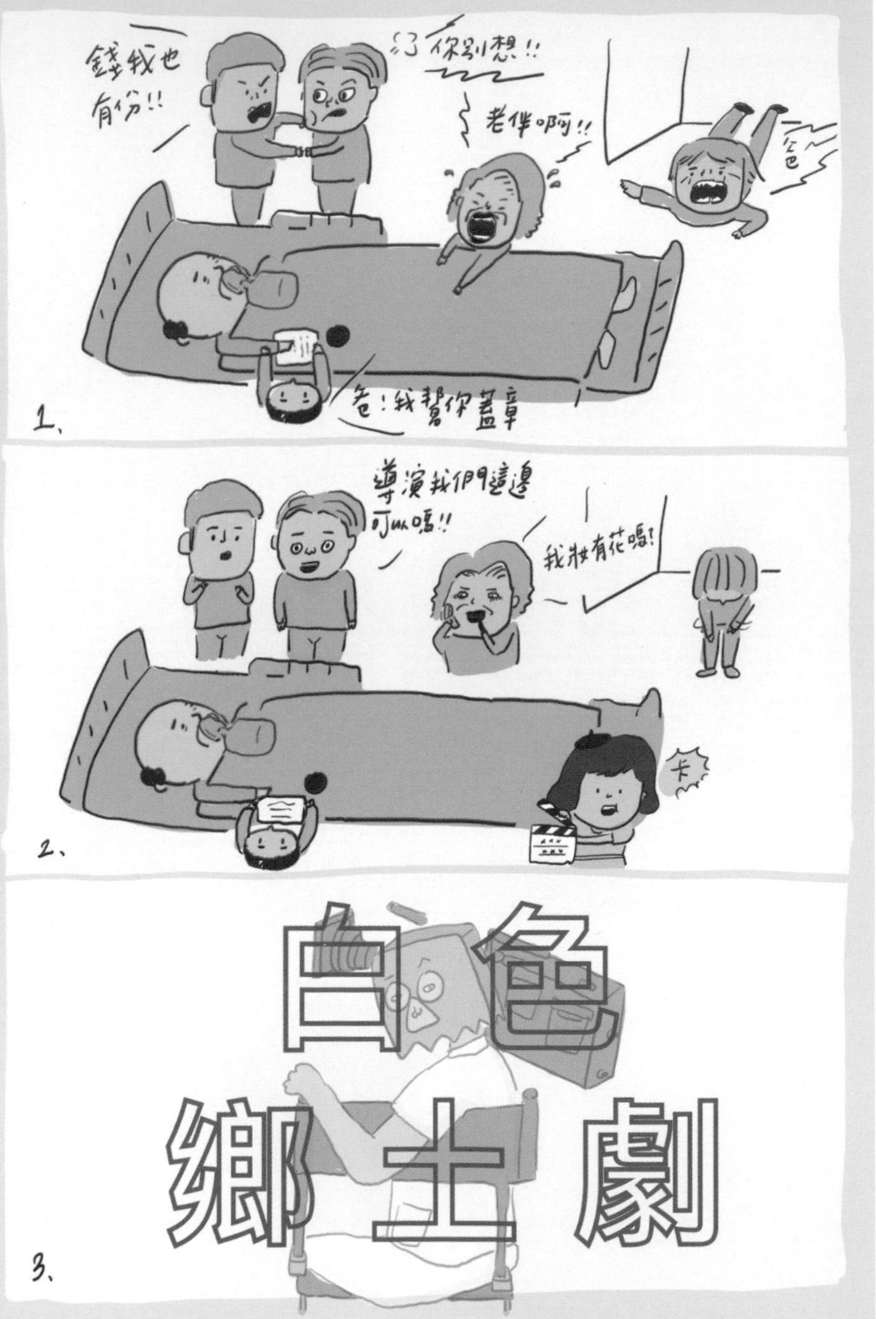
錢我也有份!!
你別想!!
老伴啊!!
爸
爸!我幫你蓋章
1、
導演我們這邊可以嗎!!
我妝有花嗎?
卡
2、
白色鄉土劇
3、

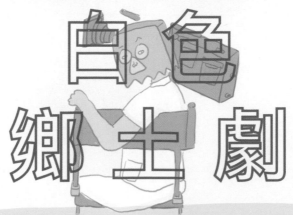

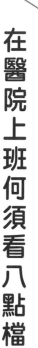

在醫院上班何須看八點檔

不管是戲劇還是電影都很喜歡用醫療梗，可能這樣比較有戲劇張力吧。其中最常見的就是劇裡的角色生病，躺在床上使用氧氣的畫面，但是氧氣的種類常使用錯誤，例如病人明明只是肢體受傷而已，卻用到高含氧濃度的氧氣面罩；或是病人氣切接著呼吸器，但卻還可以跟其他人講話。

有部電影《我就要你好好的》(Me Before You)，片中男主角因感染轉變成肺炎，被戴上高氧量氧氣面罩，但氧氣面罩很明顯就是沒開氧氣的狀態，所以每次只要出現這種小失誤就會讓我很出戲（職業病太嚴重）。

雖然氧氣的梗常出錯，但也不是所有的醫療題材都是錯的，例如搶財產，在醫院裡面真的很常出現這種戲碼，而且為數不少，我發現一個人即使擁有很多財產也不見得是幸福的事。

我曾經以為有錢人對於錢看得比較開，但似乎也不是這麼一回事，他們看得開的是小錢，如果是大筆的金額，那就另當別論了。

✦ 爭財產經常在醫院上演

那位阿公的病情越變越差，一隻腳差不多已經踏在棺材裡的程度，住院已經將近兩個月，光是單人

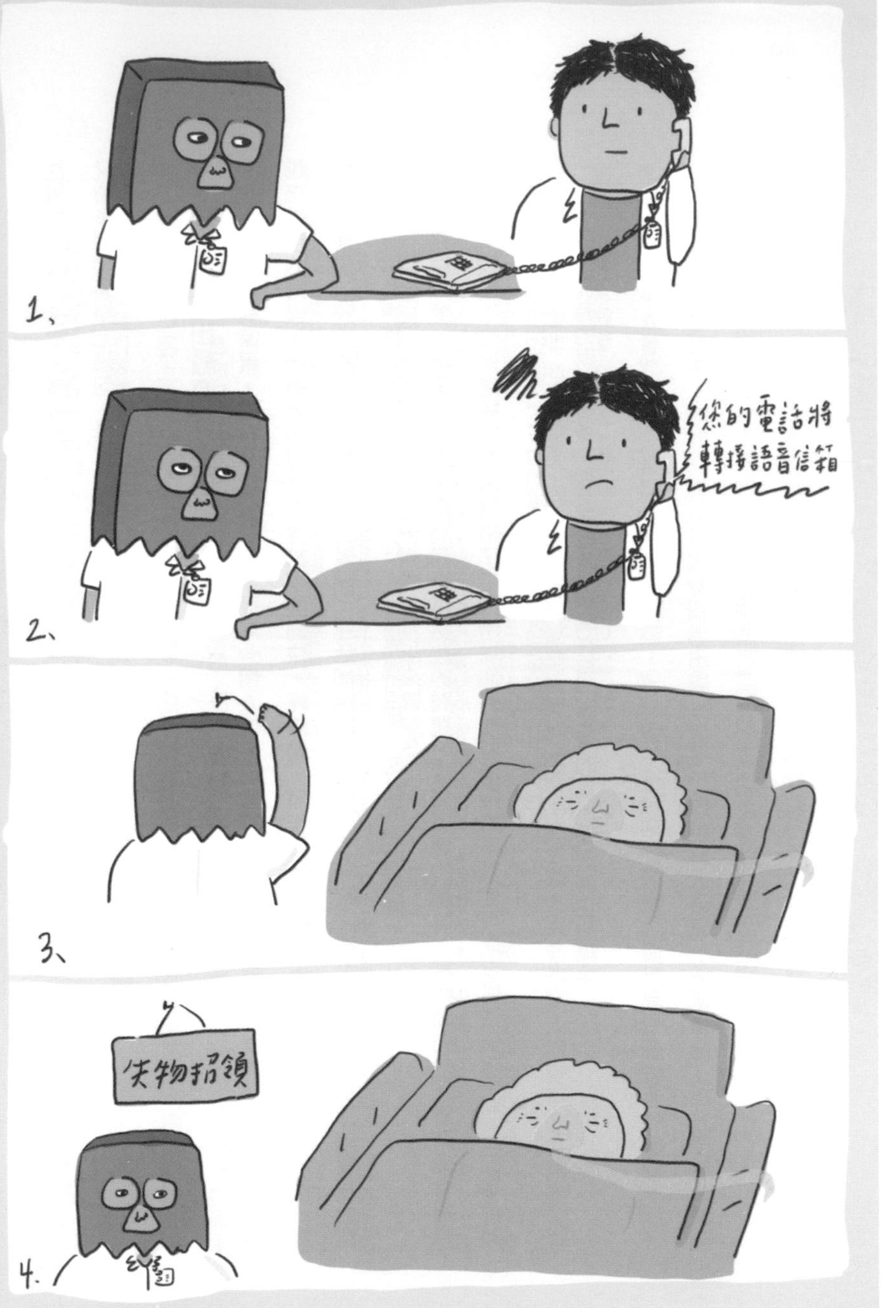
1、
2、
您的電話將
轉接語音信箱
3、
失物招領
4.

失物招領服務中心

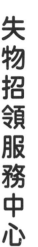

「您的電話將轉接語音信箱……」話筒傳來已經不知道第幾次聽到的機械女聲。

「沒接，一樣沒接，他不會接的啦。」我一邊說一邊掛上電話。

「到底為什麼不接電話？」年輕的住院醫生問。

「哪有為什麼，你們要跟他討論他媽出院的事，他當然不想接。」我把病歷放回病歷架上。

「拜託，每個病人聽到出院都開心得要命，怎麼可能會有人不想出院。」住院醫生對我擺擺手。

「那是病人的心情好嗎？是病人想回家，不是家屬。」我斜了他一眼，彷彿他說了一句很笨的話。

✦ 就是不願意帶家人回家

我走進病房，病床上的阿嬤熟睡著，或者說，她很少有醒著的時候。鼻胃管、洗腎瘻管、靜脈針、尿管，她身上的孔洞插著不同功用的管路，沒洞的皮肉也穿出洞來，還有那個把她水腫的臉壓得像泡爛饅頭的正壓氧氣面罩（一種強制將氧氣打入肺臟的氧氣機）。

阿嬤住院的日子已經來到了六十天，年屆九十歲，躺在那裡什麼反應也沒有，她已經不會講話，也沒有辦法把手腳抬起來，偶爾可能因為身體有不舒服才哼哼幾聲。這是最糟糕的一種情況，好也好不到像以往一樣，卻又還沒壞到會馬上駕鶴西歸，就用這種半死不活的型態，依賴各種醫療方式生存著。

「先生，我要跟你約時間討論讓你母親出院的事情。」隔天，住院醫生不死心，又叫我幫忙撥一通電話給病人的兒子，結果對方竟然接了，住院醫生開心地衝過來接過電話筒，但聽起來對話的內容讓他不太愉快。

「現在我們的治療已經到了一個地步……什麼？話不是這樣說的，以阿嬤的狀況不太可能回復到像以前可以下床的樣子……先生，現在就是阿嬤最好的狀態。感染我們已經控制好了，腎臟的部分如果按時執行血液透析也不會有問題，只是她的肺臟沒有辦法再回到之前那個樣子，所以我們才建議你要租借家用的呼吸器……你說什麼？什麼叫不能回家，先生，我們約個時間當面……喂？喂？」接著，住院醫生把話筒拿開耳朵，他愣愣地看著我。

沒錯，對方把電話掛了。

其實阿嬤兒子的態度一直很明顯，就是他不想把阿嬤帶回家照顧，平常他根本不會來探病，只有當主治醫生說準備要讓阿嬤出院的時候，他才會光臨病房，但也不是為了探病或關心，他是來檢查阿嬤的，等他檢查完之後，就會開始丟出所有的問題。

這氧氣沒辦法拿掉要怎麼回家？之後都不能用嘴巴吃要怎麼回家？以後都要定時洗腎要怎麼回家？她還是不能下床活動要怎麼回家？她看起來還是很不舒服啊要怎麼回家？她原本不是這個樣子的要怎麼回家？

該解釋的全都解釋過了，但他仍堅持阿嬤現在不可以回家。在台灣，擁有重大傷病的身分，如果沒有使用自費的醫療項目，住院根本不用花到多少錢。我曾經聽過病人們互相比較這一個禮拜住院的費用，一個說只要兩千多塊，另一個則說只要幾百塊，兩個人比較得很愉快。

是啊，住院這麼便宜又方便，為什麼要回家？又為什麼要去住一個月費用要三～五萬的安養機構？

✦ 便宜的醫療造就人球病人

新聞很常報導醫院把病人當人球丟，卻不知道被家人當成人球丟在醫院的更常見，那些不想把病人帶回家照顧的人，總是露出「你們就是想要趕我家人出院」的樣子，好像我們對病人見死不救。然而台灣的醫療便宜到讓人們濫用，人們不在乎自己的健康、也不在乎自己的家人是不是活得很痛苦，因為醫療不需要付出等值的代價。

試問，如果住院三天和國外一樣要價幾十萬，有誰敢把自己的家人無期限的放在醫院裡？

✦ 只是跌倒，就再也回不了家

接下來要分享的例子，是在我護理生涯當中最嚴重的跌倒意外。

記得那天是假日，快要到吃午飯的時間，事情就這麼發生了。那個病人因為家人要上班沒辦法陪他，所以他一個人住院，他走路不太穩，我們非常擔心他會跌倒，希望至少能請個照顧服務員在旁邊陪伴，但他本人不願意，同時也因為家裡經濟負擔不起照顧服務員的費用，所以我們只能拜託他下床走路的時候一定要小心，他也只是很隨便地答應我們。

我們正準備進休息室吃飯，突然，聽到在他對面病房的外籍照顧者大叫了一聲，我同事趕緊走過去，原本以為只是像以往一樣因為跌倒在頭上撞出腫包，但就在我聽到我同事淒厲地叫喚我們的名字之後，我們都知道這次事情不對勁，於是我們所有人三步併兩步衝到病房。

我踏進病房，只見病人倒在地上，頭部不斷滲出鮮紅色的血液，因為他在地上我們沒有辦法進行任何的急救處置（插管或給氧等），所以首先我們要把他抬回病床上。那時我完全沒想到自已沒戴手套，就這麼往他後腦勺一扶，那瞬間，我手掌傳來的感覺不是頭骨的硬度，是軟爛的感覺，接著我看到他左耳不斷冒出鮮血，我下意識用手指去止血，但又想到這種止血方式根本沒有用，只是讓血全部積在大腦腔裡，我放開手，鮮血又噴了出來。

我們急救了將近一個小時，大腦裡的血管破裂，這樣的情況在病房沒辦法止，而他當下的情況不夠穩定到可以推去開刀房或檢查室止血，所以他仍舊回天乏術。在把他送下去往生室之後，我走進病房，想知道他到底是撞到什麼才會變成這樣。

他倒下的時候褲子並沒有穿好，所以我們推測可以能是從廁所出來時踩到褲腳跌倒，然後撞到一旁的點滴架或是床欄。然而這一場意外不會有真正的答案，因為他只有一個人在現場。

這就是為什麼在住院的時候，醫療人員會不斷耳提面命的提醒病人和家屬一定要小心跌倒，雖然這種嚴重的跌倒意外不會這麼常發生，但如果原本可以按照預定醫療計畫出院的人，卻因為意外而沒有辦法順利回家，是一件非常遺憾的事。

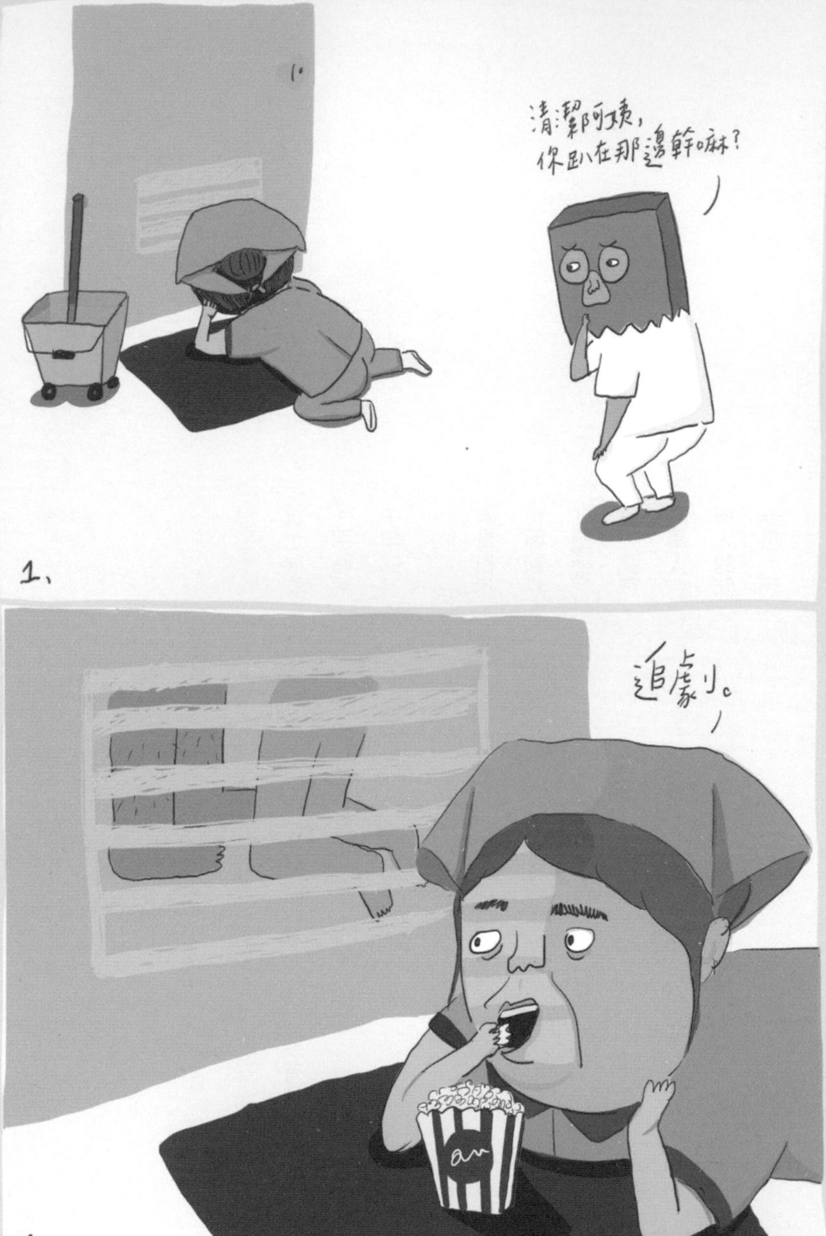
1、
清潔阿姨，
你趴在那邊幹嘛？
2、
追劇。

在家不行醫院行？

不知怎麼的，在醫院特別容易看到別人的家務事，除了爭財產這種最常見的戲碼，還有偷情。那時初出茅廬的我，每天光是照顧病人就忙得焦頭爛額，根本沒有時間去管別人家的家務事。

我記得那個病人年紀很大，病況也很差，只差一口氣就要離開。他躺在床上幾乎沒有意識，認不得人也說不了話，只能費力地呼吸著。那時候的我根本沒有空去管病人以外的事，就連家屬的長相也幾乎不記得，我只記得病人有一個年屆中年的兒子，很胖，肚子肥肉掛在皮帶外面、走路走沒幾步會氣喘吁吁的那種胖。

病人住的是單人房，除了醫療人員和家人之外，不會有人走進去，醫院的單人房都會有一組沙發，他的胖兒子很常來，但他不是來幫忙照顧病人的，他大部分的時間都坐在那個沙發上用電腦或滑手機，病人身邊有一個負責照顧他的年輕外籍照顧者，她很少說話但總是把病人弄得很乾淨。

有一天，在做完例行的治療之後，我突然想起我把東西忘在那間單人房裡面，距離我上一次進去已經是快一小時之前，我匆匆地往那間單人病房走去，門也沒敲就開門進去，就在我開門的瞬間，我聽到女生的尖叫，我往前方看去，看見病人的胖兒子背對我坐在沙發上，而外勞蹲在他雙腿之間，我心底覺得他們倆的距離太不對勁，又不敢多想，我們三個人的時間好像凍結了一樣，誰也沒敢動，最後我彷彿

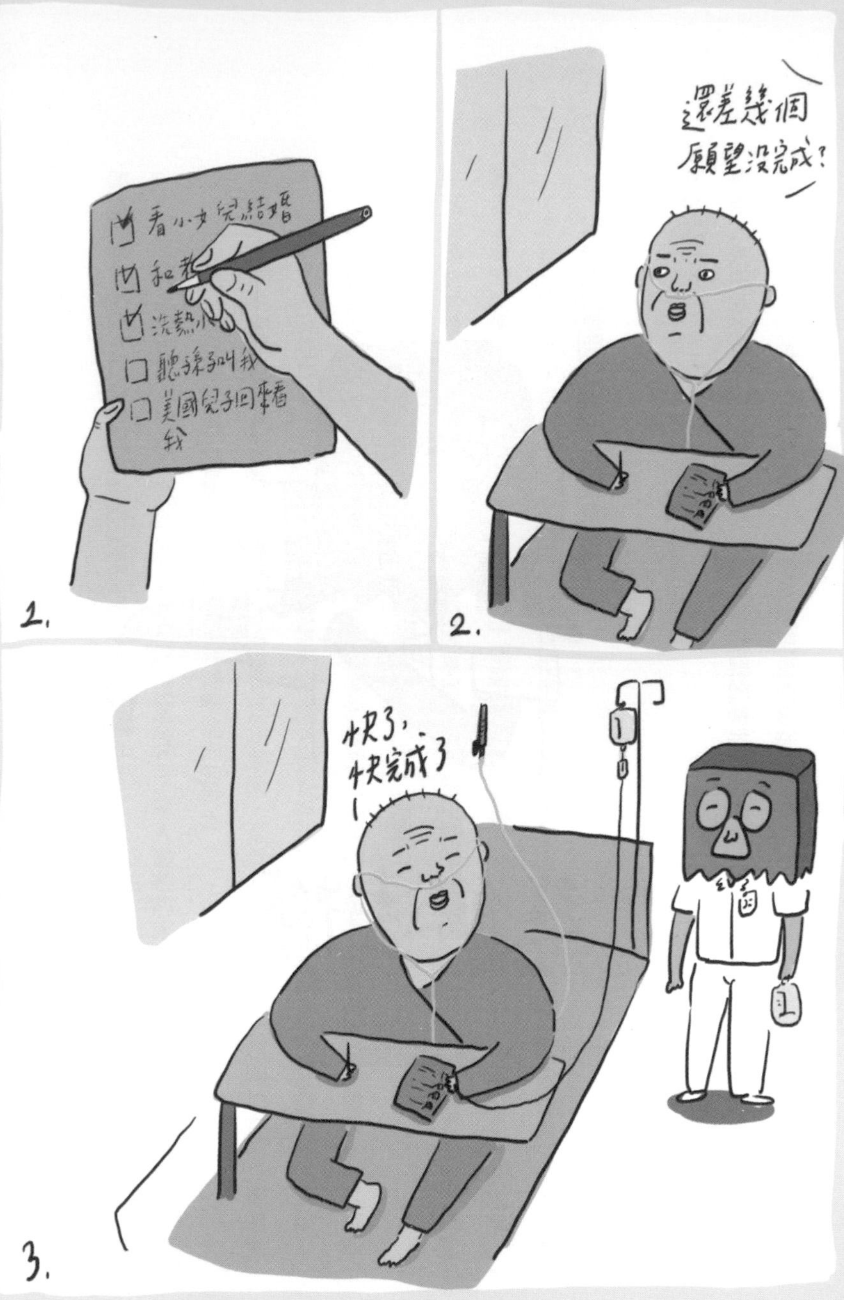

1.
看小女兒結婚
聽孫子叫我
美國兒子回來看我
2.
還差幾個願望沒完成？
3.
快了，快完成了

最後的願望

華人社會對於送終的規則有很多也很繁複，對華人來說，死亡不是個人的事，是家族的事，如不好處理，甚至會牽扯到家族的未來。而其中有一項，也是每個人都希望不要碰到的，那就是遺願未了。

我並不是很鐵齒的人，但是我很注重病人的願望，那些在死去之前想要完成的願望，是病人死命撐著的執著。

有一個阿公，癌症末期併發嚴重的肺炎，他呼吸的方式就像在陸地上垂死的魚。我們都跟他的家人說要有心理準備，阿公應該是那幾天會離開，家人也都接受了這件事。可是一個星期過去，阿公還是依然用他那喘到不行的呼吸方式活著，家人看了都很不捨，以為他是不願意離開，於是我抽了空，問最親近阿公的家屬一個問題：「阿公還有想見的人沒來看他嗎？」

家屬想了想，說：「有一個在美國的兒子，才正要趕回來而已。」

我心想，大概是在等他吧。隔天，那個兒子到了，最玄的事情發生了，他才剛進到病房，喊一聲「爸我回來看你了」，阿公就離開了，心電圖正式變成一直線。

所以我總是跟家屬說，如果病人還有什麼願望，就該盡量替他們完成，不要讓病人有牽掛，或是無法安心離開。

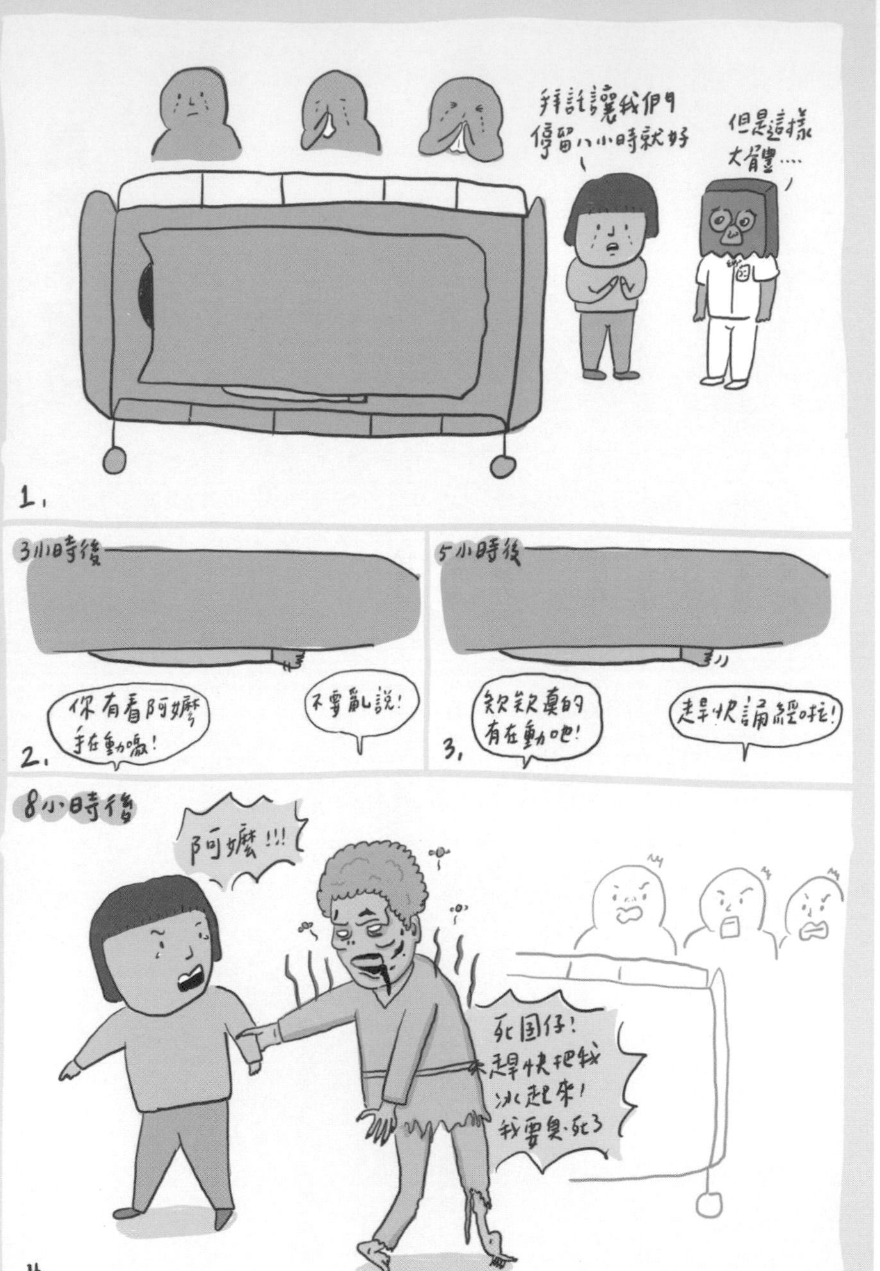
拜託讓我們
停留八小時就好
但是這樣
大體....
1.
3小時後
你有看阿嬤
手在動嗎!
不要亂說!
2.
5小時後
欸欸真的
有在動吧!
趕快誦經啦!
3.
8小時後
阿嬤!!!
死囝仔!
趕快把我
冰起來!
我要臭死了
4.

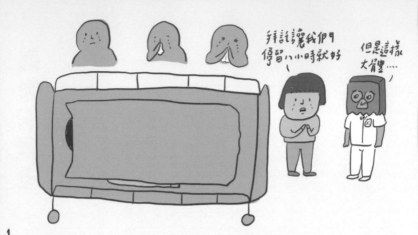

真的不要放太久

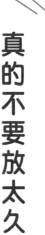

「我們想要把母親借放在你們病房一陣子。」

「請問要放多久？」

「八小時。」

記得那是一個夏天的清晨。

八十幾歲的阿嬤器官衰竭了，心臟、肺臟、腎臟、肝臟，所有運作人類生理機能的器官都一個接著一個敗陣下來，要讓她活著，當然也不是做不到，以現在的醫療技術即使想讓一個已經腦死的人再活幾年也是辦得到的，不過那就是一團肉躺在那裡而已。

「你們要插管嗎？」醫生問。

「不，那太痛苦了，我們希望她能夠順順地離開。」家屬這麼說。

醫療行為有很多種，有治癒性、有緩和性、有必要性、也有非必要性的，像阿嬤這種生命已經到達盡頭，而且器官都在衰竭的病人，我們會和家屬談，什麼醫療行為可以捨去，什麼可以繼續執行。

「如果身上的管路到期，我們就不換了，就用到最後，這樣你們可以接受嗎？」我問。

「可以，只要舒服就好，換鼻胃管她也會很不舒服。」

「那麼麻煩你們有空把阿嬤喜歡的衣服帶來，我們會在最後替她換上。」

阿嬤撐了幾天，最後選在某一天的清晨離開。

早上六點多，太陽已經升起，陽光從窗外灑進病房，把病房裡面曬得暖和，阿嬤躺在窗邊的病床上，我和同事把她從頭到腳先用肥皂水擦一遍，然後再用清水擦乾淨，最後替她換上家屬帶來的，她生前喜歡的衣服。

整套儀式做完，我和同事已經汗流浹背，水腫的病人很重，而且很難換衣服，衣服的大小沒變，但人已經大了一整圈，有時候根本要用硬塞的方式才能穿進去。

「已經換好了，我們等一下會請往生室人員來病房帶阿嬤到樓下去。」我說。

「有，但是我們有一個要求，不知道你們能不能答應？」

「什麼要求？」

「我們想要把母親借放在你們病房一陣子。」

「請問要放多久？」

「八小時。」

✦ 遵守習俗，也要顧慮旁人的心情

每一個宗教信仰都有自己的儀式，對於我這個什麼信仰也沒有的人，也是進了臨床之後才體認到，有些儀式在社會體系內，真的很難配合，不是不想配合，而是真的做不到。

不可以動剛往生的人，這是家屬最常提出的要求，因為病人離開他的身體，但是靈魂還在身體旁邊有所留戀，所以最好不要動剛往生的人的遺體。

八小時，把往生的人放在室溫（即使有冷氣但對於遺體來說還是不夠冷），對宗教和病人來說是一種尊重，可對於細菌來說就是一場現成的大餐，而且還是夏天，太陽把病床和床上的阿嬤曬得閃閃發亮，如果讓遺體曬上八小時，我完全不敢想像會有什麼味道跑出來。

大部分的家屬可以接受先讓親人的遺體移到往生室再停放八小時，但仍然會碰到有些很遵守習俗的家屬，堅持要讓遺體在原地放置八小時才能移動，每當遇見後者就很頭痛。

一般病房很難讓遺體放置太久，不只是考量隔壁病人的心情，還有一般病房一旦床位空出來就得讓其他需要的病人入住，但如果病人是在安寧病房往生，安寧病房通常都會有助念室讓遺體停留，雖然這是比較現實的規定，但在一般病房往生的病人，我們還是得勸說家屬讓遺體先送至往生室擺放。

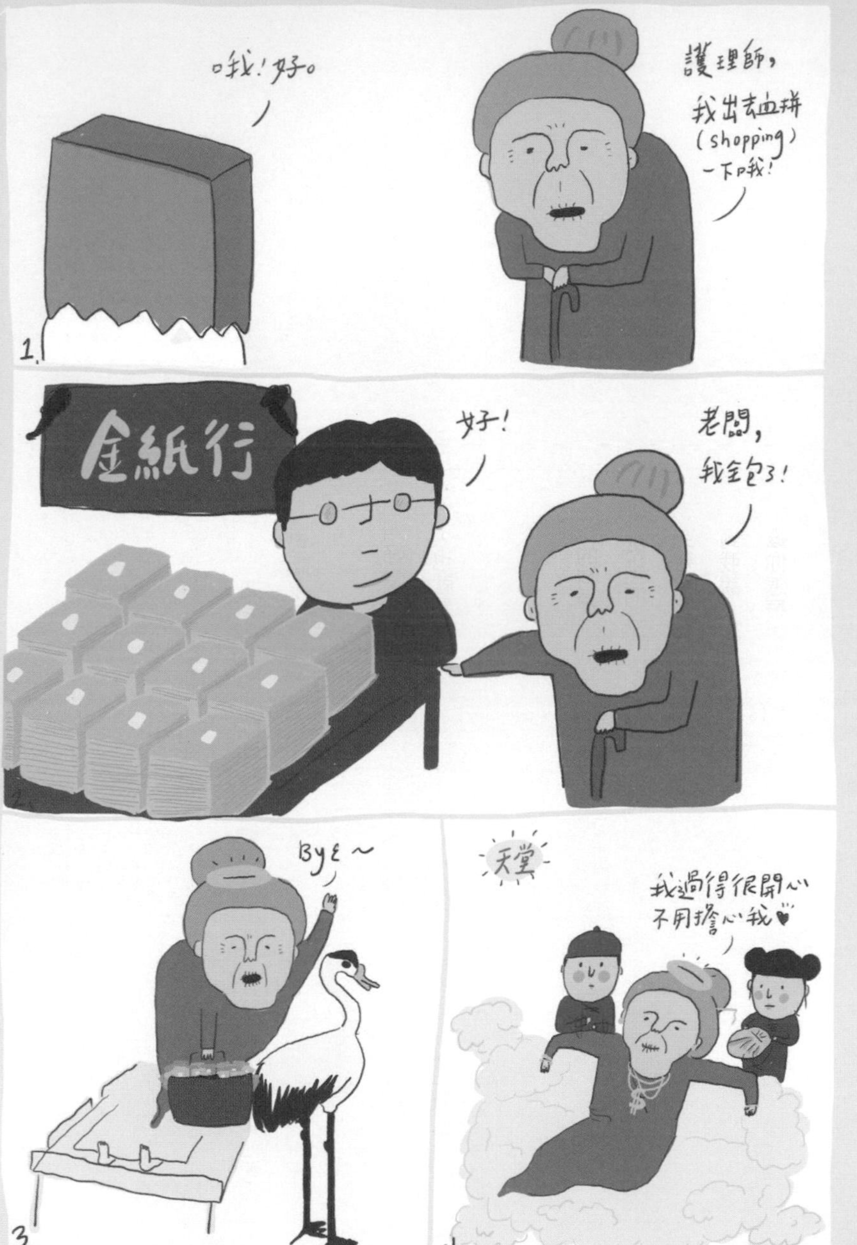
護理師，
我出去血拚
(shopping)
一下哦！
哦！好。
老闆，
我全包了！
好！
金紙行
Bye~
天堂
我過得很開心
不用擔心我♥

籌錢好上路

有些聽起來像是迷信的事，我多少還是相信的。

剛進入臨床的時候，學姐常說：「如果病人突然說了或做一些和平常不一樣的事，要小心可能會有不好的事情會發生。」一開始對這句話沒有特別的感想，但隨著上班的時間慢慢累積，就發現真的要相信那些用科學無法解釋的事。

例如長期臥床的病人突然說：「好想下床走一走喔。」聽起來像是隨口的一句話，但我們就會很緊張，因為這通常是他們最後的重要心願，也就是說，他可能自己知道來日無多，想要完成這個願望。

✦ 冥冥之中有感應

記得很久之前，有一個常常住院的阿嬤，她八十幾歲了，但講話中氣十足，音量甚至比年輕人還大聲。那一次，她為了治療輕微的泌尿道感染而住院，住院前幾天她精神都很好，除了打抗生素的時間以外，她都會請外籍照顧者推著輪椅帶她到醫院附近的市場逛街。

接著有一天，阿嬤握著我的手對我說：「我跟你說，我活這麼老，也算是很夠了。」

我輕輕拍了拍她的手問：「阿嬤你怎麼突然這樣講呢？」阿嬤笑了笑沒說話。

隔天，她從市場回來，腳上放著一大袋東西，我跟同事一看，對阿嬤大叫：「阿嬤你買這些東西幹嘛啦！」她一邊回答：「這是我要用的啊。」一邊指著那袋東西——從市場的金紙店買的一大袋金紙跟好幾把香。

「你為什麼要用這個？」

「我要燒給我自己啊！」

當下雖然覺得哪裡怪怪的，但我們沒有特別多想，因為阿嬤還是跟平常一樣中氣十足，也跟平常一樣有精神地和我們聊天。

又過了一天，正值小夜班和大夜班交接的時候，我聽到急匆匆的腳步聲，同事跑來對我說：「欸，你過來幫我看一下，阿嬤好像怪怪的耶。」

我們一起跑了過去，只見阿嬤躺在床上，但那模樣一看就知道，是往生的樣子。事出突然，我們啟動了急救機制，但阿嬤完全沒有要回來的意思，直到阿嬤的兒子來到病房說不用再救了，就讓阿嬤離開吧。

後來，我們問了照顧者，她說阿嬤睡覺前沒有什麼異狀，還說她有點想吃蓮霧，然後就睡著了。

阿嬤的事情，再次驗證了有些病人其實知道自己氣數已到，雖然很多醫生都不相信這種迷信的事，他們都會說不可能一定有什麼原因，像這類型的往生也常以心臟衰竭做為結論。

但我相信迷信還是不能不信。

曾經有個病人，他臥床很久了，久到小腿的肌肉都已經萎縮。有一天他突然說：「我想要下床踩一踩地板，只要一下就好。」當下我們也沒有想太多，只當這是他突如其來的一個念頭。

當天晚上，他嚥下最後一口氣。

✦ 把握時間完成遺願

其實，我覺得如果我們都可以知道自己的生命快到盡頭了，也算是一件好事，因為我們可以在有限的時間內，去完成自己想完成的事，例如阿嬤替自己買了金紙、例如叔叔說他想要踏一踏地板，或者跟自己親近的人說一說從來不曾說出口的內心話，這些在別人心中可能微不足道的事，對他們來說，可能都是非常重要的。

然而台灣人不喜歡談論任何關於死亡的事，當病人提到死亡，家人往往都會對他們說：「不要胡思亂想，不要講這種話。」然後拒絕再跟病人談論這個話題，同時也拒絕讓其他人向病人提起關於死亡的事。

可是，死亡是每一個人的人生中都必須面對的事，並不是不提它就不會來臨，所以每當遇到可以理性面對死亡話題的病人和家屬，我都會花時間和他們解釋死亡並不是說了就會降臨，所以沒有忌諱的必要。相反的，在某些病人（特別是慢性疾病末期的病患）身上，如果能夠正視自己生命不再那麼長，然後把握所剩不多的時間完成還沒達成的心願，對於病人本身和家人來說，可以免去日後才來後悔的機會。

我還記得阿嬤離開的那天，我們把那一人袋金紙和香拿給她兒子，跟他說這是她前一天去市場買來要給自己的，他先是愣了一下，然後說：「我知道了。」

瞬間他似乎明白了，那天就是阿嬤自己選好要上路的日子。

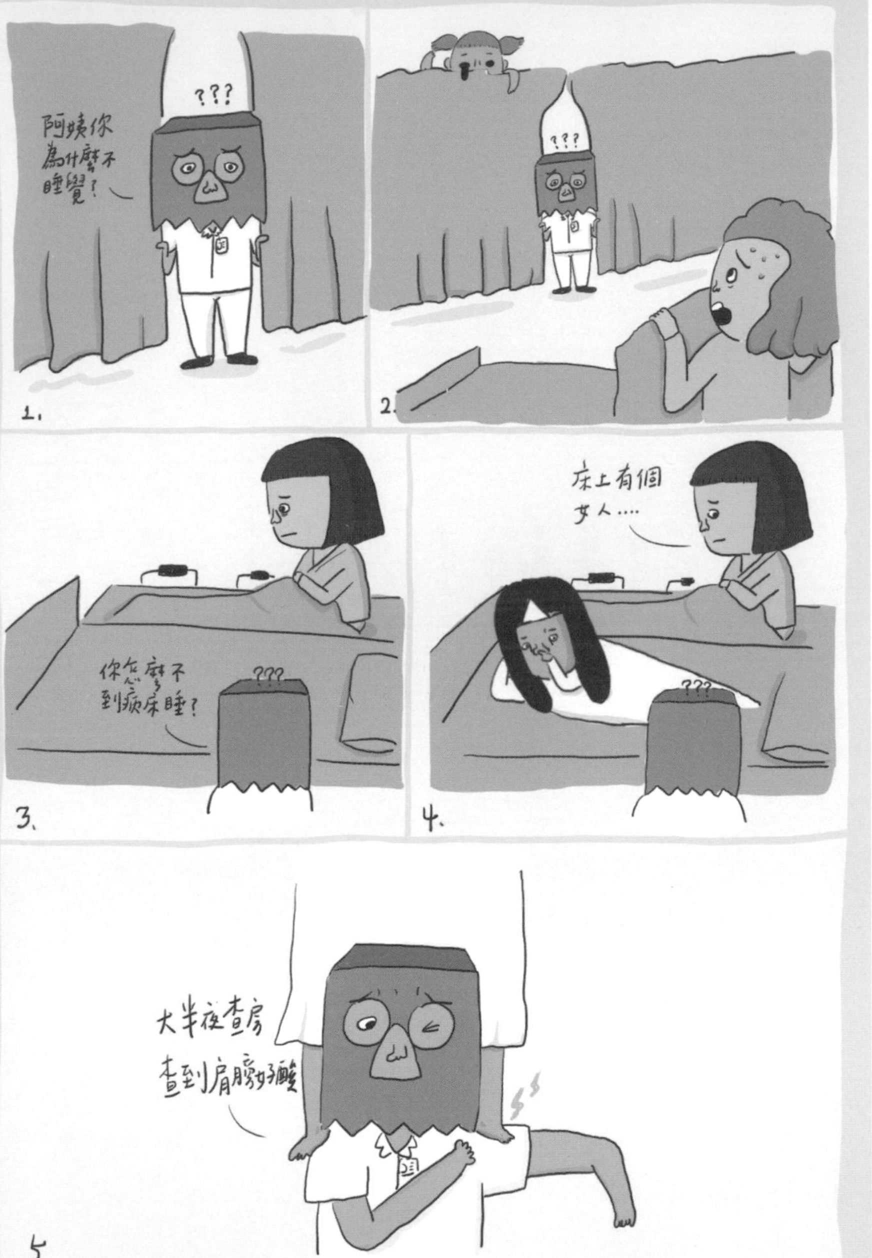
???
阿姨你為什麼不睡覺？
1.
???
2.
你怎麼不到病床睡？
???
3、
床上有個女人....
???
4.
大半夜查房
查到肩膀好酸
5.

紅衣小女孩寧可信其有

雖然說醫學是一門科學，但非科學可以解釋的事我還是相信的，譬如鬼魂。

從非科學的角度來看，醫院其實不是那麼乾淨的地方，畢竟每天都可能有人在醫院裡死去，我自己是看不到鬼的，但不時會碰到氣場比較弱的病人說出一些靈異的話。

✦ 有個小孩在你旁邊

地縛靈，顧名思義就是只會在固定地方活動的靈魂。

在我工作的病房有一個地縛靈，為什麼我會知道呢？因為用科學無法解釋的事情一直發生，例如某一個病床不管住哪一種病人病況都會突然變差，或病人沒理由的發起瘋來，醒來之後忘記自己為什麼會變一個人。所以我們請了師父來病房轉運，師父說病房裡有一個小女孩的靈魂，因為在這個地方很久了，所以是請不走的，祂基本上不會有什麼危害，只是偶爾會想找人玩耍。

一開始我沒有把這件事情放在心上，畢竟我沒有真的親眼看過，直到某一次，我照顧的其中一床病人，病況不是很好，當我正在幫她量血壓，她看著我的腳邊說：「你帶小孩來上班喔？」

我說：「沒有啊，我一個人啊。」

她指著我腳邊說：「有啊，在你旁邊啊。」

我看著她，說：「阿姨，這裡只有我。」

她不理會我，朝我腳邊揮了揮手說：「小女孩，不要在這邊玩，這裡不是玩的地方。」

稍晚一點，和這個病人隔了很多間病房的另一個病人，一整個晚上一直用棉被把頭蓋住，我問她：「你很冷嗎？」

她從棉被下探出一隻眼睛說：「沒有，我只是覺得很害怕。」

「害怕？」

「對啊，祂一直看我。」她一邊說一邊往天花板上瞄。

「誰一直看你？」

「有一個小女生一直從圍簾上面看我。」

她說完這句話之後又把棉被蓋回頭上，我不知道要怎麼回應，但也不敢往天花板上看，只能默默走出病房。跟同事說了這件事之後，她們說這幾天也有其他病人看到小女孩在病房裡面跑來跑去。

隔了幾天，我們所有人在護理站忙碌，一個病人爺爺突然從病房跑出來對我們大喊：「你們不要害怕，你們就假裝沒看到她就好！」

我們問他看到誰，他說從剛剛就看到一個小女孩一直在護理站旁邊繞，然後忽然跳起來，跳到護理站的櫃檯上面，接著，就坐在櫃檯上看著我們所有人。

「你們不要怕！假裝沒看到她就可以了！」老爺爺激動地說。但我們心想，如果你沒說，我們也不會知道她現在在現場啊。

雖然有請師父來做過幾次小小的超渡，但這個小女孩仍然請不走，不時就會有病況比較差的病人說，看到她在床邊晃來晃去。現在，每當病人沒有理由病況變差或者有一些反常行為的時候，我們都會默默在心裡說：「拜託你不要再找病人玩了！」

✦我的床上有個女人

另外一件靈異的事，也是病人告訴我們的。

兩人房的病房，那病人住在靠窗的那一床，從第一天住院開始，她就一直睡在陪病椅上，病床的床單平整地像是從來沒碰過一樣，我們一直問她為什麼不睡在床上，她一開始只說因為陪病椅比較好睡。

輪到我照顧她的時候，我問：「你到底為什麼要睡在陪病椅上？」

她先是愣了一下，然後小小聲地說：「因為我床上的女人有點兇，她一直瞪我，我不敢躺在上面。」

我被她突如其來的發言嚇到：「你看得到？」

她點點頭，不敢朝床上看，我靠近她問：「那…怎麼辦？要幫你換床嗎？」

她搖搖頭，然後說了更讓我不知道該怎麼回應的話，「沒關係啦，隔壁床上的更兇，我這床的已經算還好了，隔壁床的那個，她一直坐在阿嬤身上。」

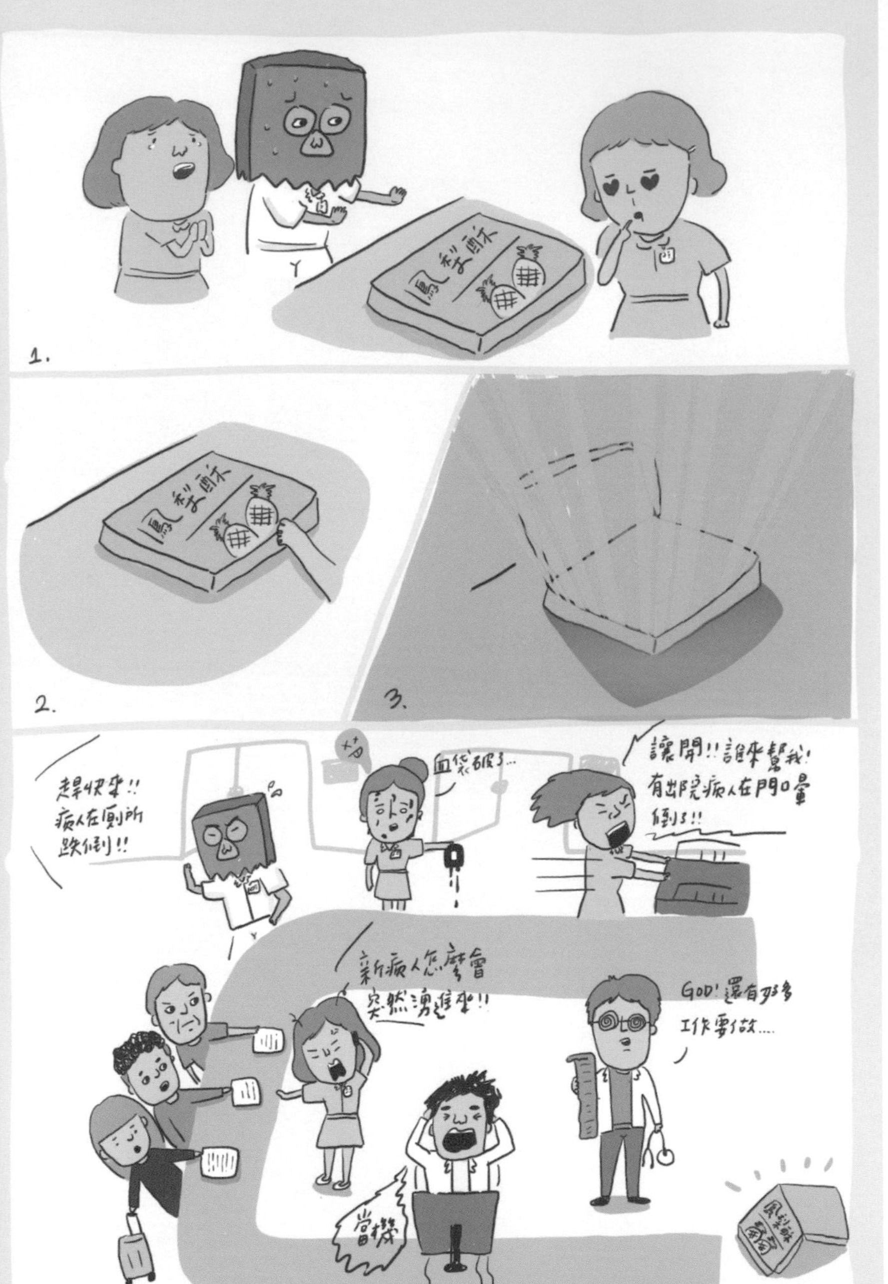
1.
鳳梨酥
2.
鳳梨酥
3.
4.
趕快來!! 病人在廁所跌倒!!
血袋破了...
讓開!!誰來幫我! 有出院病人在門口暈倒了!!
新病人怎麼會突然湧進來!!
GOD! 還有那麼多工作要做....
當機
鳳梨酥

充滿神祕力量的鳳梨酥

在護理界，有幾大禁忌食物，就是商人逢年過節最喜歡拿出來拜的東西，芒果、鳳梨還有鳳梨酥，這些取諧音希望財源滾滾來的東西在醫院根本不適用，決定採買清單的肯定是長官類，所以每次看到醫院共同拜拜的桌上有放這些東西，都很想偷偷把這些東西掃到地板上。

基本上病人很多不是上班痛苦的主因，反正習慣了就好（菸）。門診診間前面病人多到沒椅子坐的盛況幾乎天天上演，真正痛苦的是病人的病況很糟，例如那種會突然騎著白鶴飛回老家的那種，或是有緊急突發狀況出現，這才是最棘手的狀況。

雖然我沒有非常喜歡吃鳳梨酥，但我很喜歡吃芒果。踏入護理這行之後，每次我媽在市場看到漂亮的芒果買回來要給我吃，我都只能忍痛說不，只要還沒放假的日子，我就不敢吃芒果，因為我不想讓我那幾天上班的日子過得很艱難。

可是病患家屬不知道為什麼，特別喜歡送鳳梨酥，一送就一大盒，我們只能盯著看，沒有一個人敢拿起來吃，誰都不想成為被同事砲轟的那一個。最後的處理方式就是拿回家給家人，或者等放長假的時候再吃。但總是有人不信邪，覺得忙就是會忙，和食物無關，所以跟這種人上班的話皮就要繃緊一點。

✦ 鳳梨酥發功

活生生的案例就是，有一個超愛吃鳳梨酥的同事，每次病患家屬送鳳梨酥她就心花怒放，但因為大家都會禁止她吃鳳梨酥，所以她都只能忍耐。那一次，病家送的是鳳梨酥界的極品，所以她無法忍耐了，在我們吃完午餐之後她就拿了一個吃，剛吃完也沒發生什麼事，她還滿心得意地說：「根本就沒關係好不好。」說的時候頭還抬得老高。但我說，人真的不要不信邪，自古以來用代表吉祥如意的東西拜拜絕對不是沒有原因（好不科學），要不然幹嘛要高級水果拜拜，隨便拿幾碗白飯拜一拜就好了。

等到只差十分鐘就要下班的時候，忽然聽到一聲病人照顧者淒厲的尖叫，我們三步併五步衝進病房，只見病人阿嬤癱坐在輪椅上，我們一摸她的脖子，已經沒有呼吸心跳了。這位阿嬤原本預定隔天要出院回家的，家人說她話說到一半就失去意識，我們把阿嬤從輪椅上抬到床上，開始將近半小時的 CPR，最後還是沒有把阿嬤救回來。

等到我們把所有的事情都弄完，已經是表訂下班時間的兩個小時以後，像這種非預期性的事件，都被我們歸類在吃了不該吃的食物所導致的，所以那個同事下班被我們砲轟了一頓，順帶叫她把那盒極品鳳梨酥整盒帶回家。

不管有沒有人信這個迷信，至少我是信了，另外除了鳳梨酥（很旺）跟芒果（很忙）以外，每日C也是禁忌品，因為是 CPR 的C，誰都不想要每天 CPR 啊！但是病家也很喜歡送，每次收到我們都會趕快找個人脫手或者跟他們說謝謝你們自己喝就好了，真的不是護理師太挑，是真的另有其因。

牛皮捐卵記

APPENDIX 01

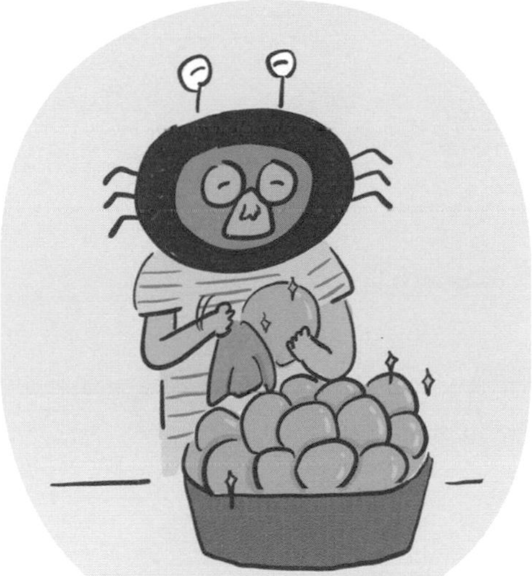

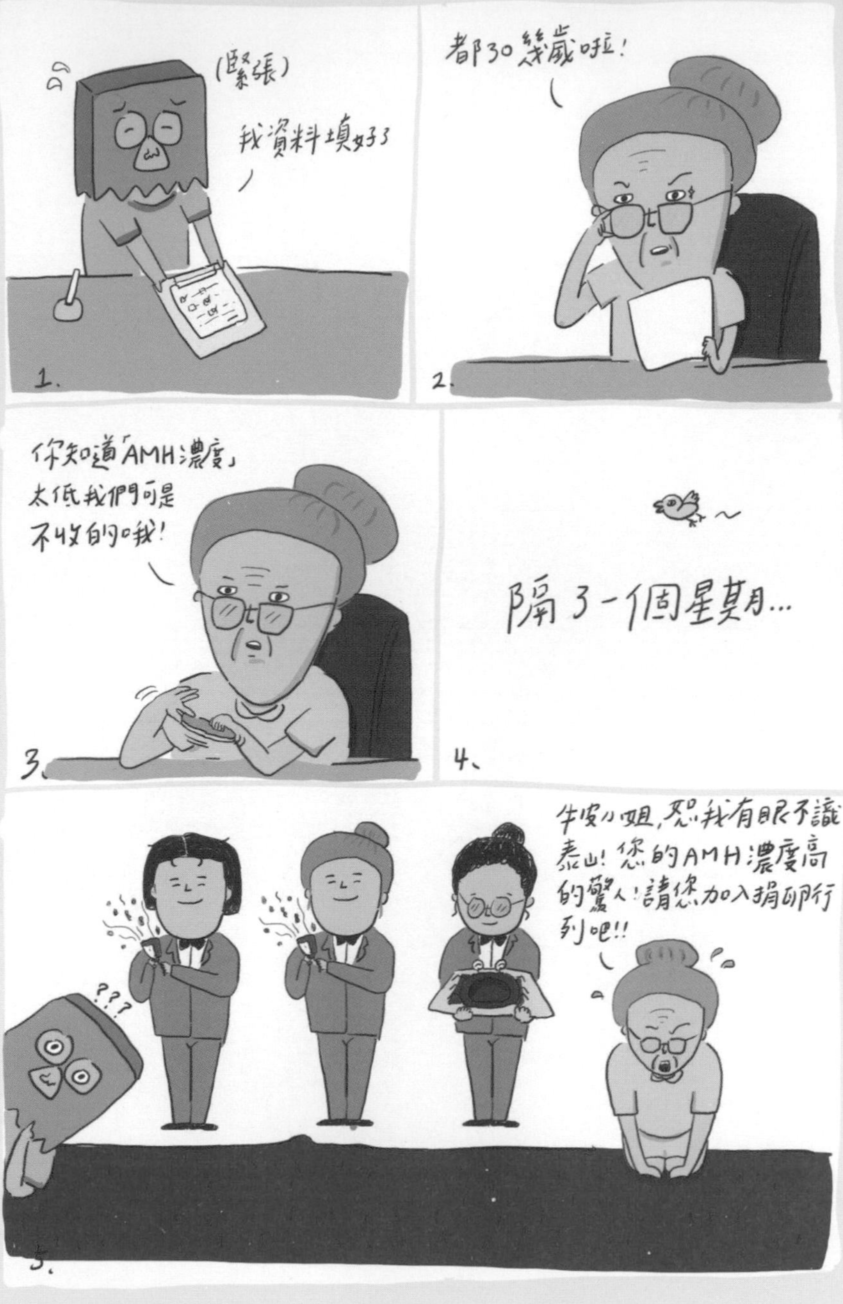
(緊張)
我資料填好了
1.
都30幾歲啦!
2.
你知道「AMH濃度」
太低我們可是
不收的哦!
3.
隔了一個星期...
4.
牛安小姐,恕我有眼不識
泰山!您的AMH濃度高
的驚人!請您加入捐卵行
列吧!!
???
5.

原來我是秋季蟹?!

去年，我做了一件（自認）對於別人的人生有所貢獻的事，就是我把卵子給捐了。

做這件事情，我是先斬後奏，我並沒有徵詢我媽的同意，也沒有詢問身邊友人的意見，因為我知道一定會被各種理由攻擊，要我不要做這種事。例如：「很傷身體吧」「以後會不會不能生啊」諸如此類，但捐卵這件事我已經想了很久，從大學開始就有這個念頭，卻因為沒有更強大的動力，就一直拖到現在這個可能會被診所拒絕的年紀（不要問我幾歲！）

不要以為捐卵跟捐血一樣，想捐的時候兩腳一開就馬上可以取卵，絕對沒這回事。如果有這麼簡單，就不會拿到跟捐精相比起來，高出許多的營養費，而直到我真的開始進入捐卵的療程之後，我才發覺，這高額的營養費（九萬九千元）和身體的不適與風險比起來，其實並沒有等值。（相比之下，捐精就是一個爽字形容，在一個小房間看A片或色情書刊打手槍，然後結束，八千塊入手，完全沒痛苦。）

✦ 我絕對是最佳捐卵者！

在捐卵之前，必須要先驗AMH（抗穆勒氏管賀爾蒙）濃度，這項抽血檢查可以評估卵巢功能的好壞（白話來說是卵巢的年齡），跟年紀無關，即使是年輕人也有可能會有功能不好的卵巢。身處在這個高

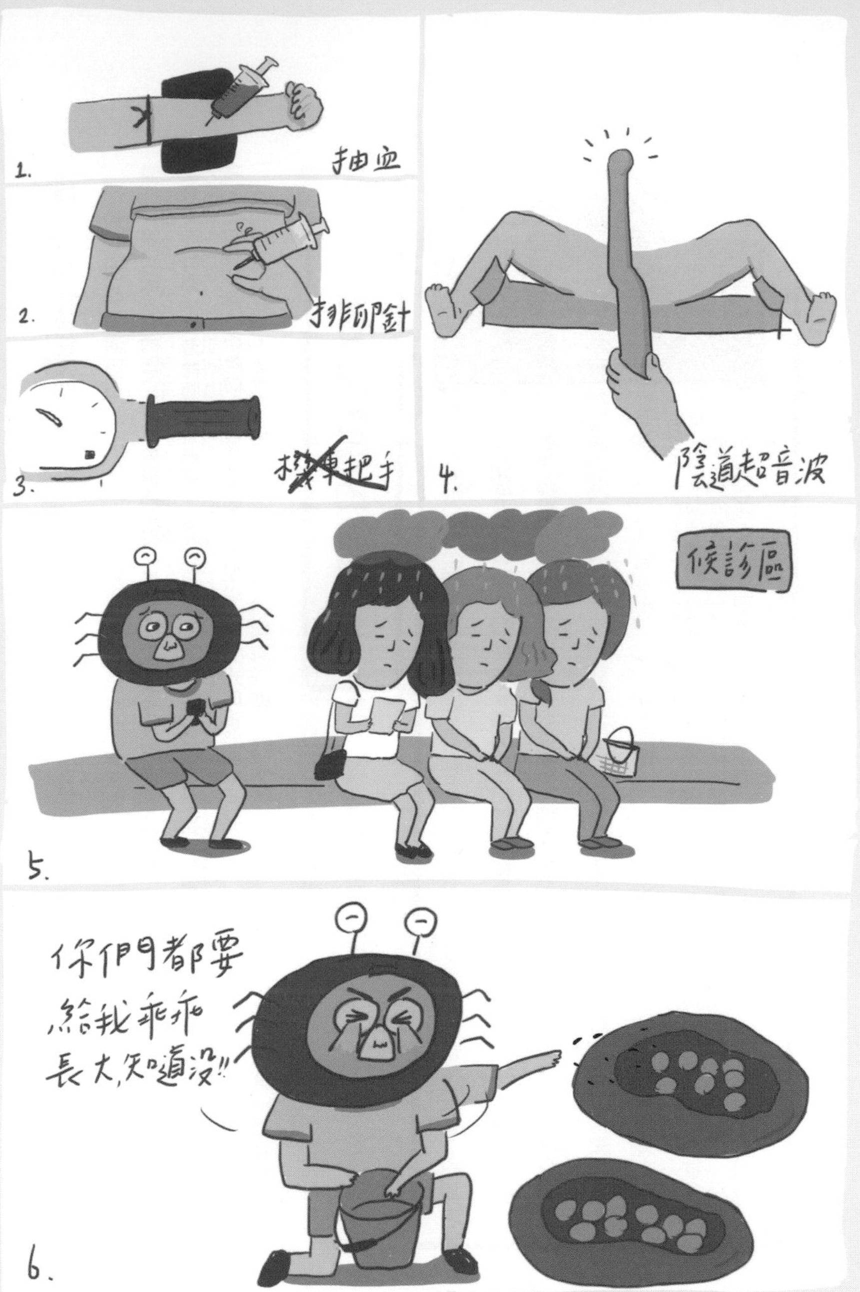

1.
抽血
2.
排卵針
3.
~~機車~~把手
4.
陰道超音波
候診區
5.
你們都要
給我乖乖
長大,知道沒!!
6.

秋季蟹養殖中

大約等了兩個星期，診所來了通知，告知我可以入療程，有人要我的卵了，比我預期的時間來得快。

我在約好的日子前往診所，即使想要捐卵的意念非常堅定，但仍然有些緊張，身為內科病房的護理人員，產科的事對我來說是陌生的，畢竟我是腎臟內科加血液腫瘤科魂，小兒科、產科這些科別對我來說是隔壁星球的事。

捐卵這種事更是第一次，當然也只能有一次，雖然我是秋季蟹卵子很多，但也不可能狂捐、猛捐到滿街都是我的小孩，這會有倫理道德的問題，所以在本國一輩子只能捐一次（如果受贈女性有活產的情況下）。

診所護理人員和我解釋預計十多天的捐卵的過程要做哪些事，簡單來說就是：打針、抽血和掃超音波。首先，每一天都要在固定的時間去診所打排卵針。朋友問我為什麼不拿回來自己打就好？原因是排卵針很貴，而捐卵療程的費用都是由受贈者所支付的，為了避免自己施打可能會有注射時間不固定的可能性（例如忘記或重複施打），所以還是要回診所給護理人員施打。

在這裡提醒各位女性，如果你是碰到打針抽血就會一哭二鬧三上吊的類型，我衷心建議你不要捐，因為捐卵的療程需要不斷地打針、抽血、打針、抽血，由於我對疼痛的閾值非常高，所以在前期的療程中不覺得特別痛苦。

當然還是有不舒服的部分，就是掃陰道超音波，陰道超音波是我心理跟身體過不了的坎，我不喜歡躺在檢查台上雙腳大開的感覺（有人會喜歡嗎?!）。醫生會把一根大概和機車握把差不多粗的探頭伸進陰道裡，但、是、呢，不是伸進陰道就看得到卵巢，因為卵巢在子宮的兩側，所以要左右攪動才有辦法看得清楚。探頭在陰道裡面搜尋影像的時候又脹又痛，當下真的會想踹飛正在做檢查的人。

✦ 希望我的付出，可以讓受贈者如願以償

每天去診所打針，都會遇到很多女性，她們大多都低著頭，看起來很沒信心還有些失落，我想，她們坐在候診間的心情和我完全不同，應該都很煎熬吧，如果可以自然受孕，哪個女性想用人工的方式受孕。她們是走投無路才會選擇走進生殖中心，而這個方式必須付出昂貴的金錢和經歷身體痛苦，整個過程是非常折磨的，有些人即使勇敢地撐過整個療程，卻仍然沒辦法懷孕，有些經濟能力比較充裕的人甚至會嘗試很多次，完全是長期的心理壓力。

因為我本人發自內心不想要小孩，所以我不能了解寧願承受身體痛苦只為求一個孩子的心情，但我明白非常渴望某件事物的感覺，對我來說只是每個月都當作垃圾丟掉的東西，在某些女性心中，卻是黑暗中的一絲光線（應該吧，還是我往臉上貼金）。所以在整段療程中，我每天都用力在心中祈求我的卵子能夠如期發育，至少讓受贈者可以得到懷孕的門票。

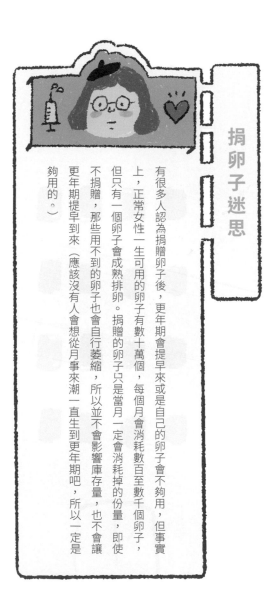

捐卵子迷思

有很多人認為捐贈卵子後，更年期會提早來或是自己的卵子會不夠用，但事實上，正常女性一生可用的卵子有數十萬個，每個月會消耗數百至數千個卵子，但只有一個卵子會成熟排卵。捐贈的卵子只是當月一定會消耗掉的份量，即使不捐贈，那些用不到的卵子也會自行萎縮，所以並不會影響庫存量，也不會讓更年期提早到來（應該沒有人會想從月事來潮一直生到更年期吧，所以一定是夠用的。）

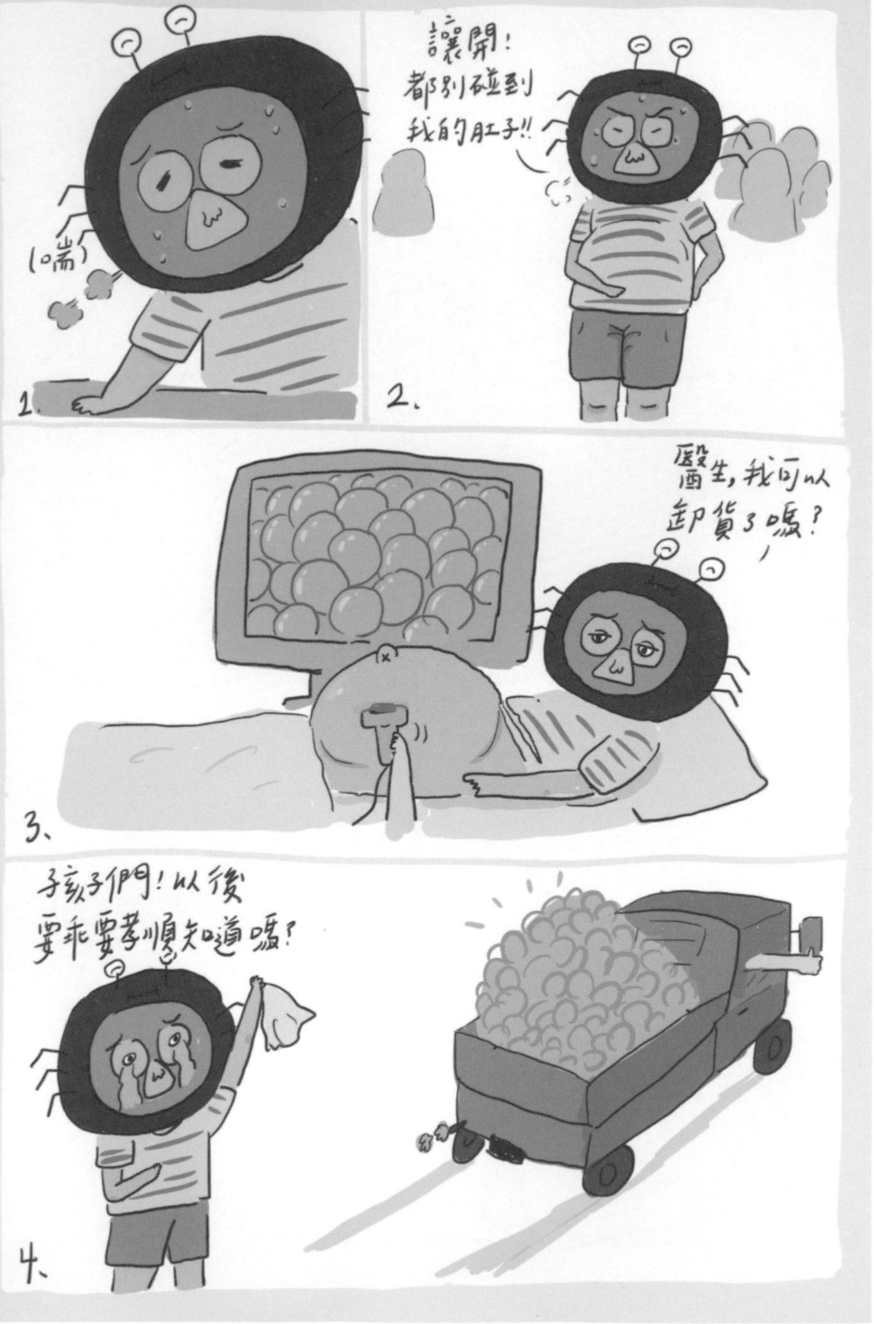
(喘)
1.
讓開！都別碰到我的肚子!!
2、
醫生，我可以卸貨了嗎？
3、
孩子們！以後要乖要孝順知道嗎？
4、

秋季蟹終於卸貨了

雖然說前段療程沒有特別痛苦，但隨著每天施打排卵針，卵巢裡的卵子們逐漸長大，我的下腹部開始脹了起來，不是吃飯吃太飽的那種脹，是脹到褲子扣起來會覺得肚子要破掉、很想拿針把肚子給戳破的那種脹。

在超音波下可以看到我的卵巢充滿肥大的卵子，醫生說我的卵巢各有大概十顆預計取用的卵子，聽到自己有這麼多顆，一開始很高興，覺得自己馬上就能對他人有所貢獻，但是到了療程後期，我完全沒心思去思考這種正向積極的事，我每天都希望醫生立刻馬上把這些卵子全都拿出來。

✦ 意外接踵而來

我記得，在我以為是取卵前最後一次掃超音波的時候，我跟醫生一起看著螢幕裡面那一顆又一顆的卵子，他操作著儀器，計算每一個卵子的大小，卵子要夠大（基本上是16～18㎜，但還是要以取卵醫生決定的為準）才能打破卵針，接著進行取卵。我看著醫生在螢幕上標示出每一個卵子的大小，就像看總統大選開票一樣緊張，因為我真的很希望趕快結束捐卵這件事。殊不知，人算不如天算，醫生說：「有些還不夠大，還要再加打一針排卵針。」

我聽到醫生說還不能取卵的時候內心真的很崩潰（雖然表面鎮定），我心想，我的肚子都跟牛蛙一樣大了，竟然還說不夠大?!但為了確保能夠拿到最多數量的卵子，我也只能接受這件事。

雖然和預定的日子遲了兩天，但終究還是能夠取卵了，因為是全身麻醉，過程中完全沒感覺，只記得躺在手術台上，麻醉師對我說了幾句話之後我就睡著了。再醒來就是躺在診所的房間裡，醒來想到的第一件事就是我到底取出了幾顆卵?我很想知道我到底能下幾顆蛋（誤），結果大大超出我的想像——三十三顆!沒錯就是這麼多顆!我抱著這麼多顆蛋走來走去十來天，難怪我肚子脹成這麼大，我真的就是一隻秋季蟹無誤!

整個療程結束，我以為我可以放鞭炮慶祝了，結果再度人算不如天算，我發生了卵巢過度刺激症候群。取卵的人多少都會有個症狀，只是輕或重的差別，前面有提到我是多囊性卵巢，這種體質讓我的過度刺激症候群的症狀會比一般人更強烈。

取完卵的第三天，我的肚子再度脹了起來，這次脹得比取卵前更嚴重，走路覺得喘、尿液也變少了，身為腎臟內科的護理師，我覺得不對勁，站上體重計一量，我整整重了五公斤，五公斤的水滯留在我的身體裡（正確來說是腹部），但這是一個過渡期，只能用支持性療法來處理。大概過了一個多星期，我才覺得腹水的情形有比較改善，那段期間簡直度日如年，好險我的身體有挺過來，要不然我可能要住院治療了。

✦ 每一位女性都很偉大

結束將近快一個月的類懷孕體驗，我的心得就是女人真的很偉大（回家親媽媽一百下），跟真正的孕婦比起來我的不舒服簡直就是小兒科，我只是多五公斤的腹水就脹到想切腹，何況是肚子裡裝一個嬰兒，還要裝十個月。經過這次體驗，更加深我不想要小孩的心情。

雖然我不知道接受我卵子的那位女性到底有沒有成功，但我覺得每一個為了懷孕願意挺過每一段痛苦療程的女性都很偉大，千萬不要看輕自己，你絕對沒有不好，不好的是這整個社會告訴你不會生的女人沒有價值，但女人的價值並不來自於能不能懷孕，請一定要這麼告訴自己。

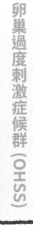

卵巢過度刺激症候群（OHSS）

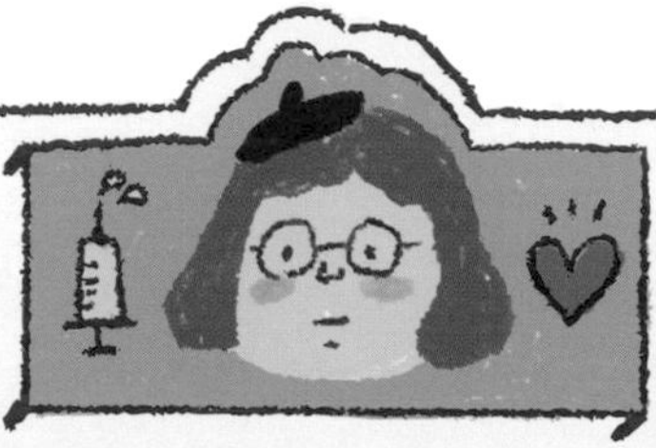

發生率約1~5%，症狀輕微者會有腹脹、噁心嘔吐、心悸、尿量減少、體重增加及腹水產生。症狀嚴重者因血管中水分減少而血液濃稠，會有血栓或栓塞的風險，必要時須住院治療。所以接受排卵誘導刺激的人，建議採取「低鹽分高蛋白」飲食，以及多補充水分（但也不要過量飲水）。

護理師的12種舒壓方法

APPENDIX 02

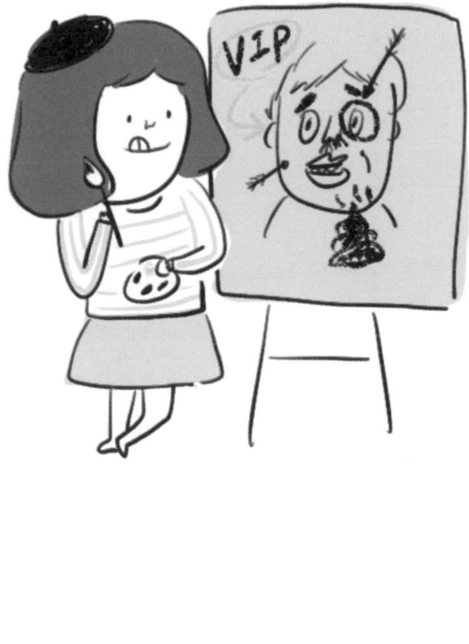

Scraping

刮痧

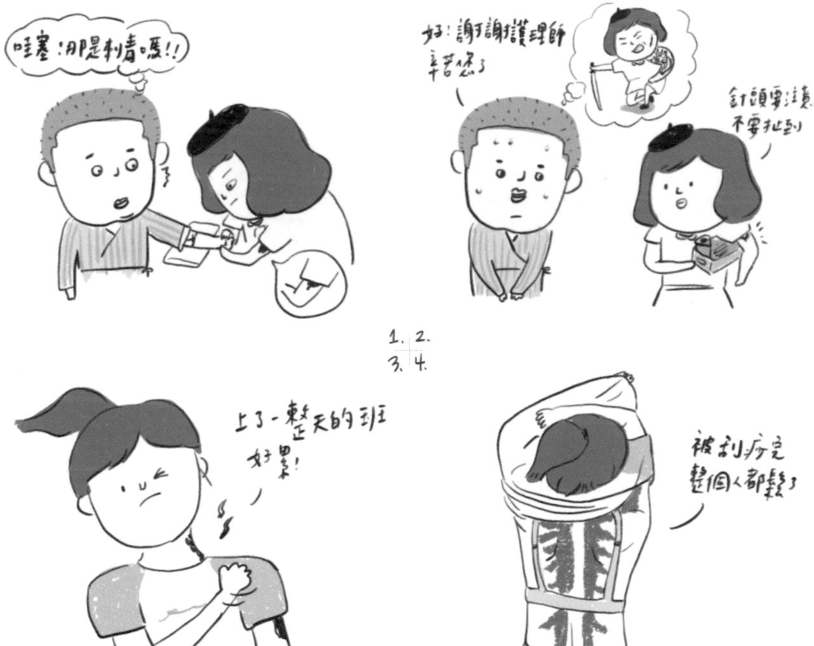
哇塞！那是刺青嗎！！
好！謝謝護理師
辛苦您了
針頭要注意，
不要扯到
1. 2.
3. 4.
上了一整天的班
好累！
被刮痧完
整個人都鬆了

Game console

玩遊戲機

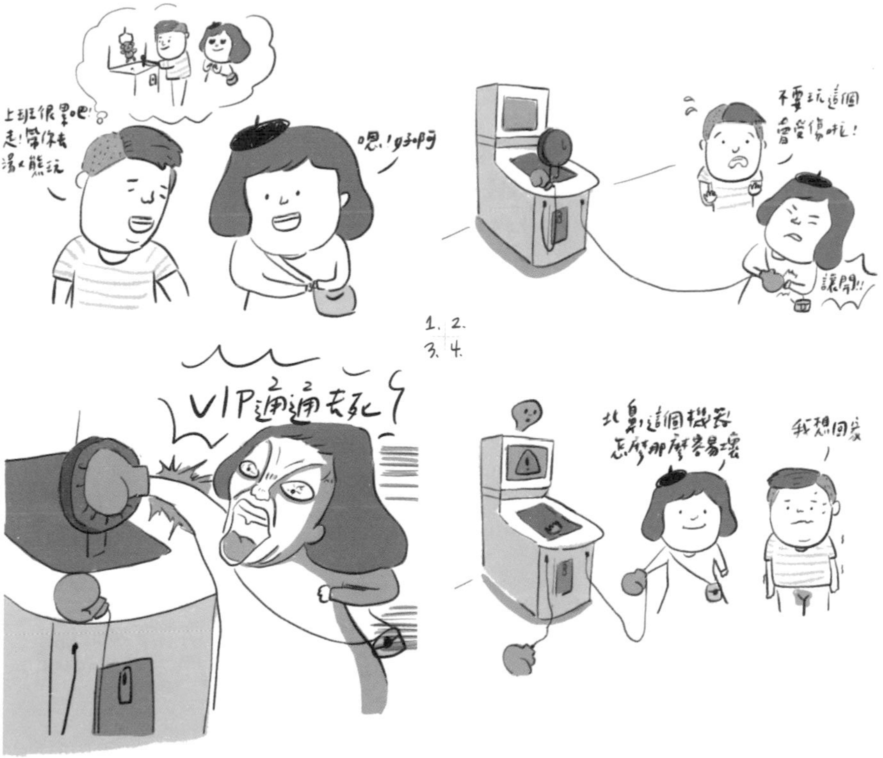
上班很累吧！走！帶你去湯ㄨ熊玩
嗯！好啊
不要玩這個會受傷啦！
讓開!!
1. 2.
3. 4.
VIP通通去死
北鼻，這個機器怎麼那麼容易壞
我想回家

Drawing

畫畫

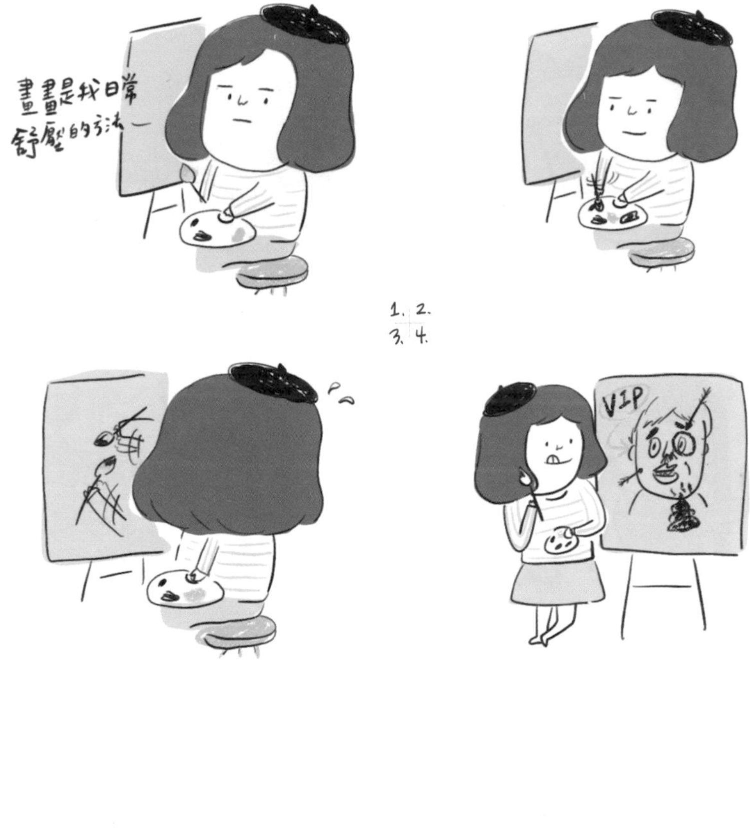

Playing game

遊戲

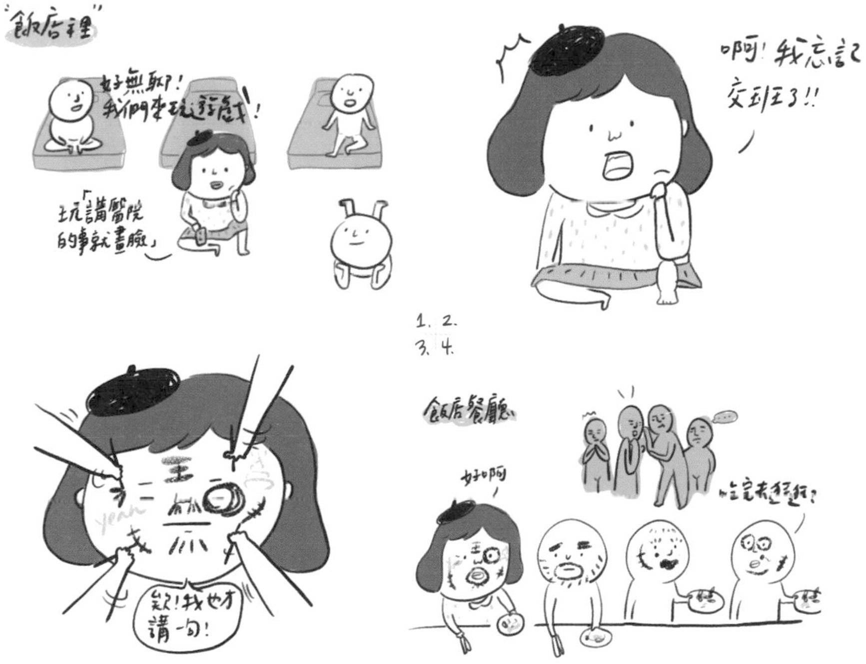
飯店裡
好無聊！
我們來玩遊戲！
玩「講醫院的事就畫臉」
啊！我忘記交班了!!
欸！我也才講一句！
飯店餐廳
好啊
吃完去逛街？

1. 2.
3. 4.

Exercising

運動

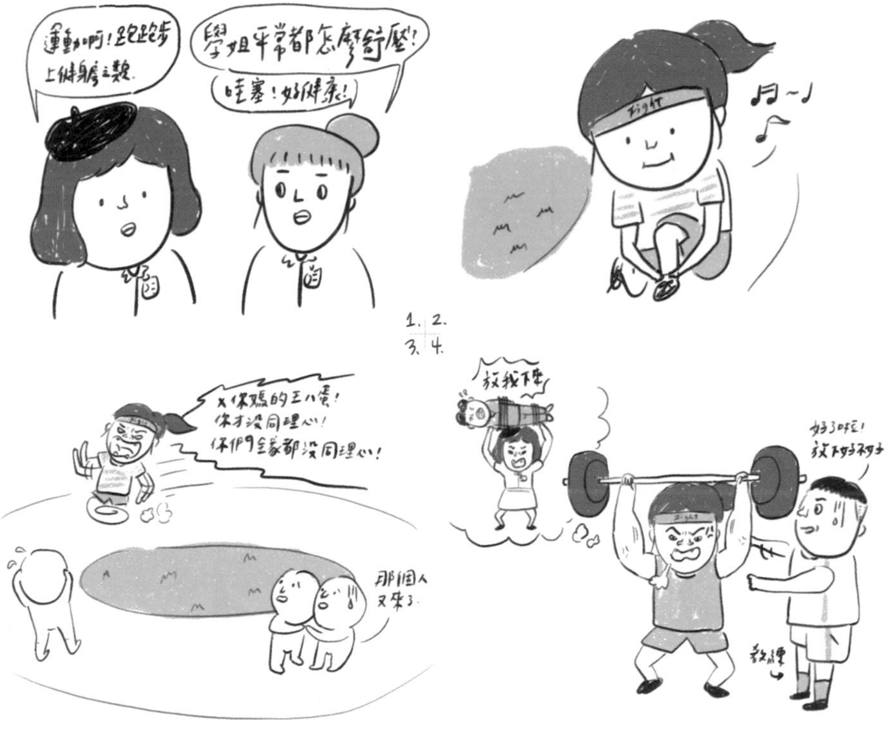
學姐平常都怎麼紓壓？
運動啊！跑跑步
上健身房之類.
哇塞！好健康！
Fight
1. 2.
3. 4.
X你媽的王八蛋！
你才沒同理心！
你們全家都沒同理心！
那個人
又來了.
放我下來
好了啦！
放下好不好
教練

Dining together

聚餐

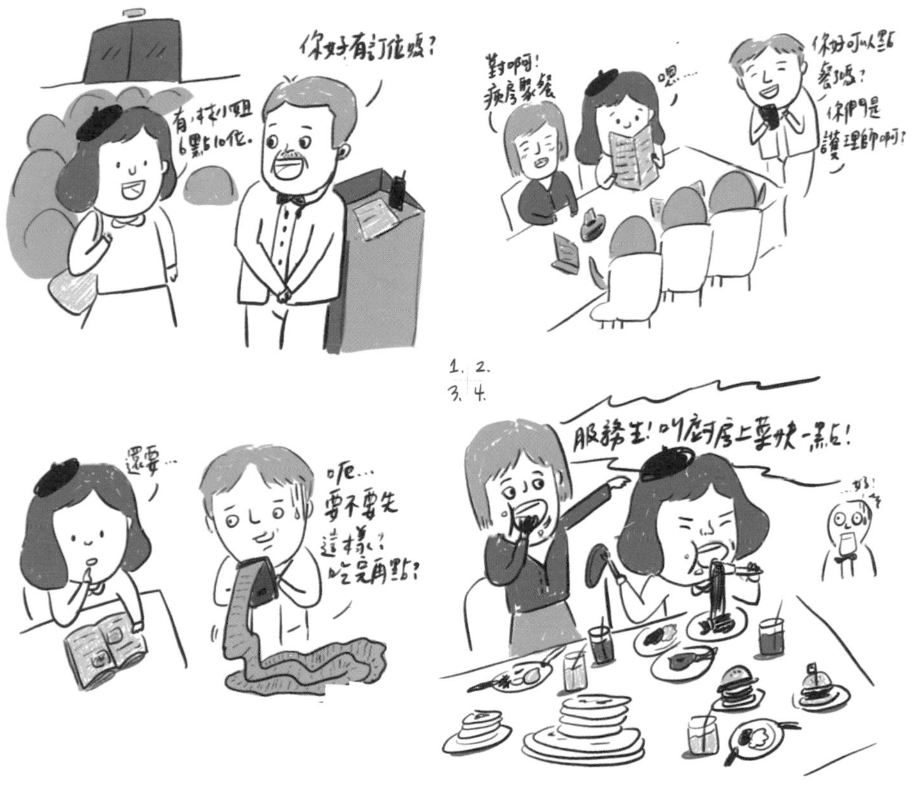
你好有訂位嗎?
有,林小姐6點10位。
對啊!病房聚餐
嗯……
你好可以點餐嗎?
你們是護理師啊?
1. 2.
3. 4.
還要…
呃…要不要先這樣?吃完再點?
服務生!叫廚房上菜快一點!
…好!

這一年，
我們一起對抗的
新型冠狀病毒

APPENDIX 03

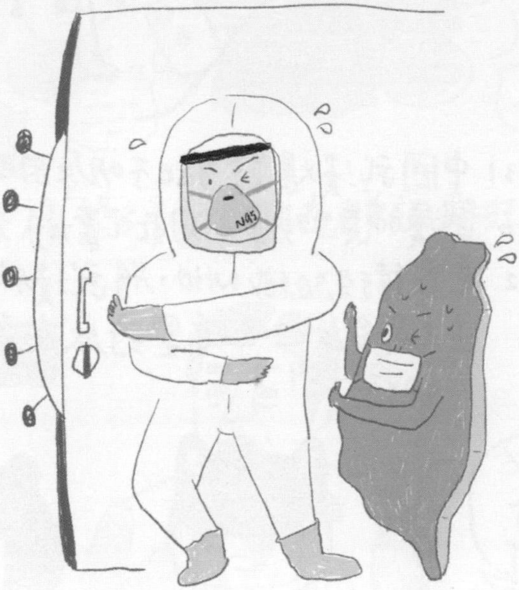
N95

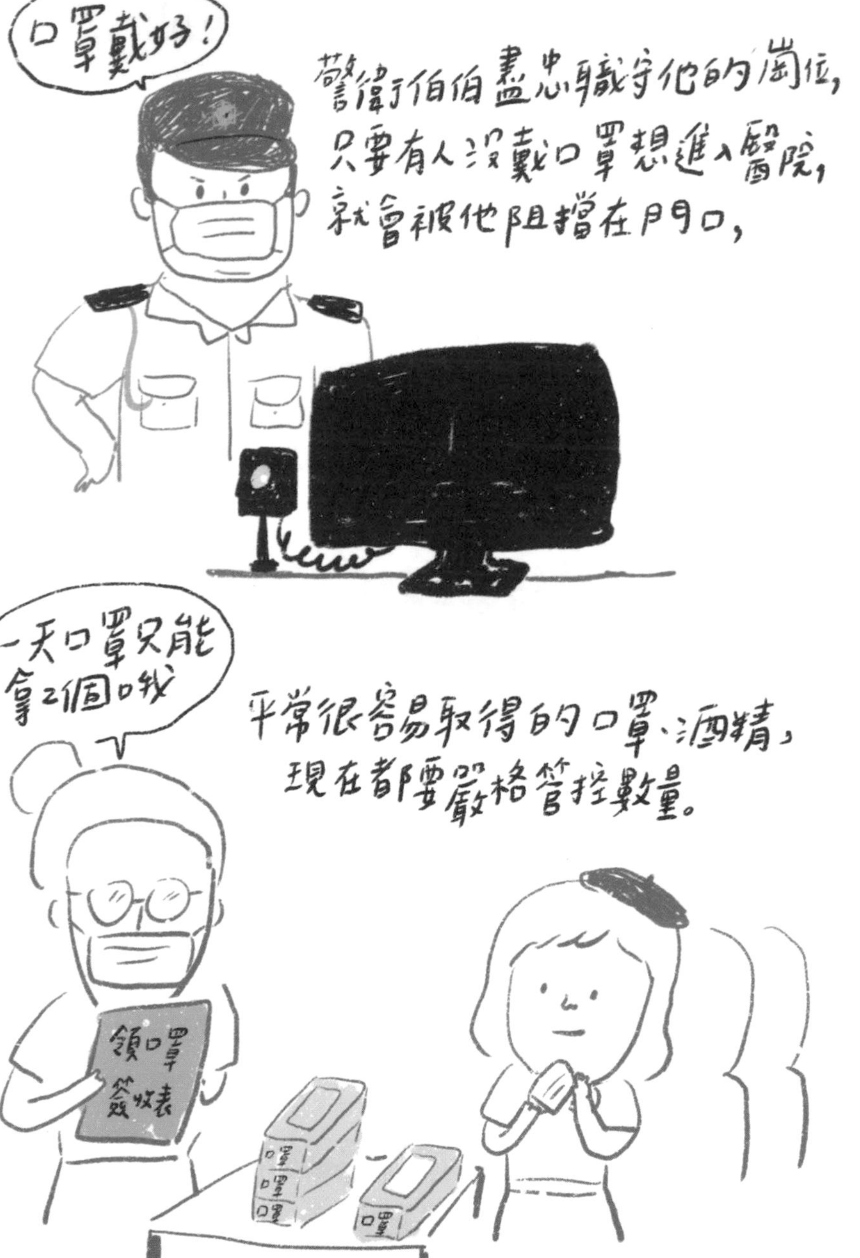
口罩戴好！
警衛伯伯盡忠職守他的崗位，
只要有人沒戴口罩想進入醫院，
就會被他阻擋在門口，
一天口罩只能
拿2個哦
平常很容易取得的口罩、酒精，
現在都要嚴格管控數量。
領口罩
簽收表
口罩
口罩
口罩
口罩

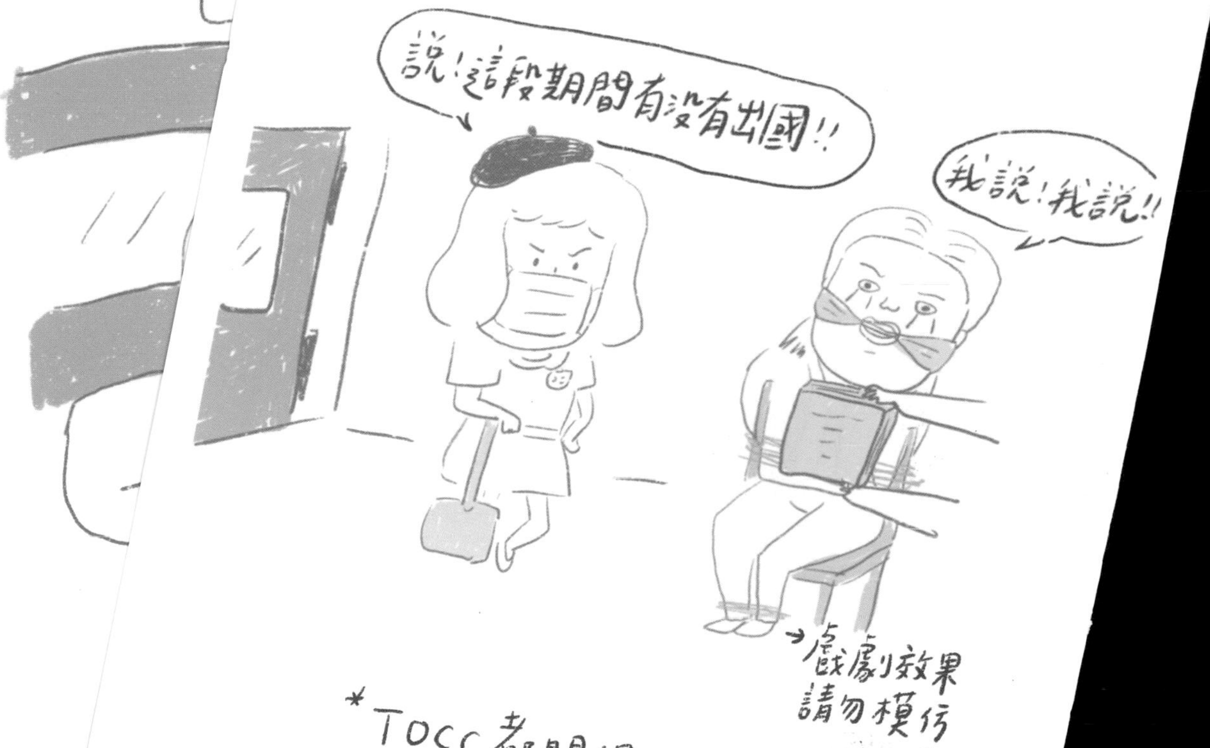
說!這段期間有沒有出國!!
我說!我說!!
→戲劇效果
請勿模仿

*TOCC都問得相當仔細,

*T(travel) 旅遊史
O(Occupation) 職業別
C(Conact) 接觸史
C(Cluster) 是否群聚

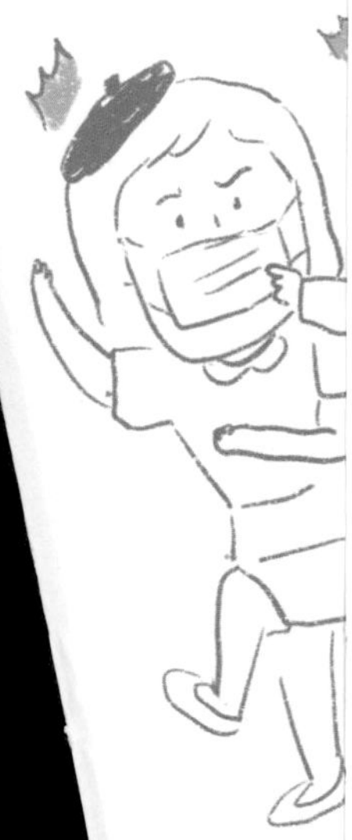

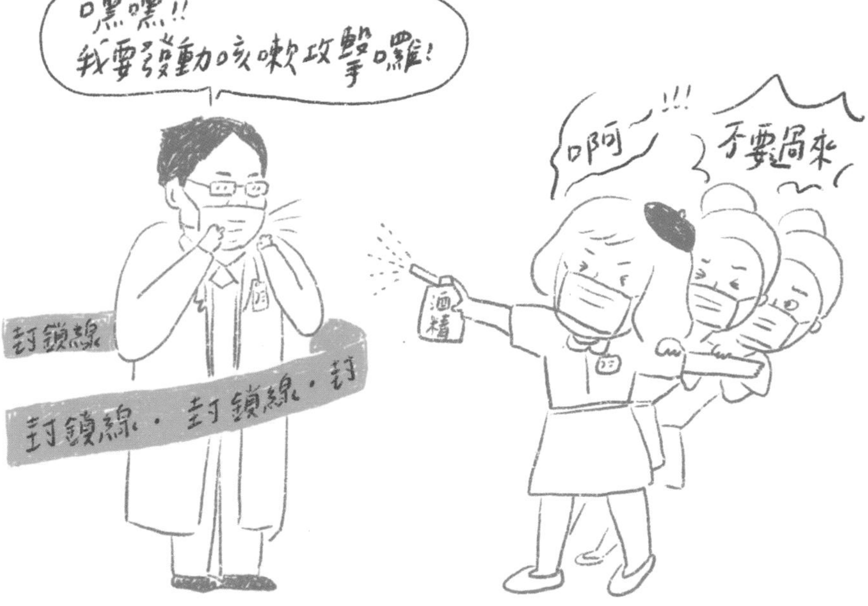
嘿嘿!!
我要發動咳嗽攻擊囉!
封鎖線
封鎖線．封鎖線．封
酒精
啊～!!!
不要過來

聽說某醫師前一晚幫疑似案例插管，
大家都說要用封鎖線圍住他，
或用酒精攻擊他，
或開會時把他桌椅搬到外面去☺
當然這些都是苦中作樂的玩笑話。
其實我們都很敬佩他的勇敢，

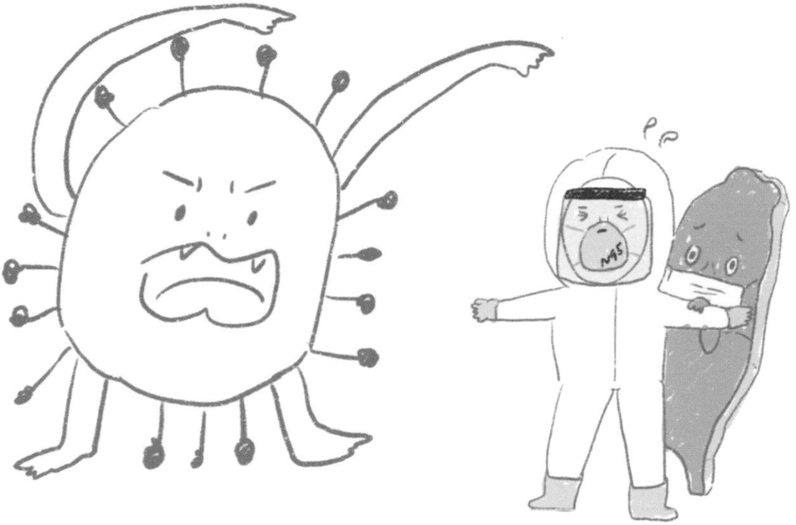

雖然民眾都會對我們說：
「謝謝。」、「辛苦了!!」
但聽起來卻沉重無比，
彷彿真的到那一天，我就要站在前線，
就算我是護理師，
還是很怕死，仍然不夠勇敢，
更怕在武器配備不足下，
依然要硬著頭皮打仗……

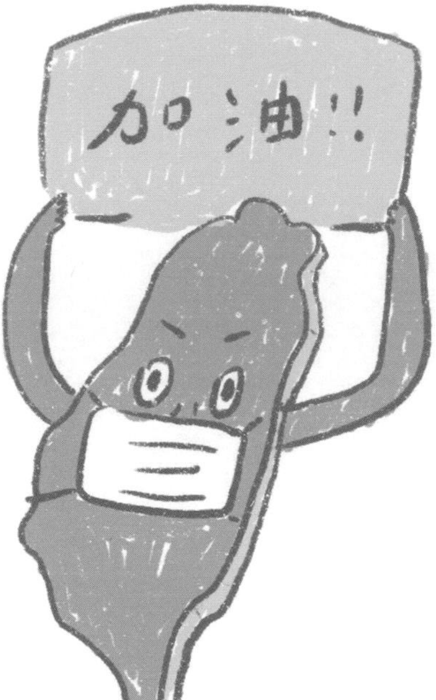
加油!!

儘管如此，

我們願意收下每一句謝謝，

但更重要的是這場戰爭

不只是我們醫護人員的責任，

而是必須靠大家一同努力對抗，

同時也感謝

在台灣每個角落仍然有許多無名英雄，

和我們一起站在同一陣線，

一起守護大家的生命，

大家加油！

台灣加油！！

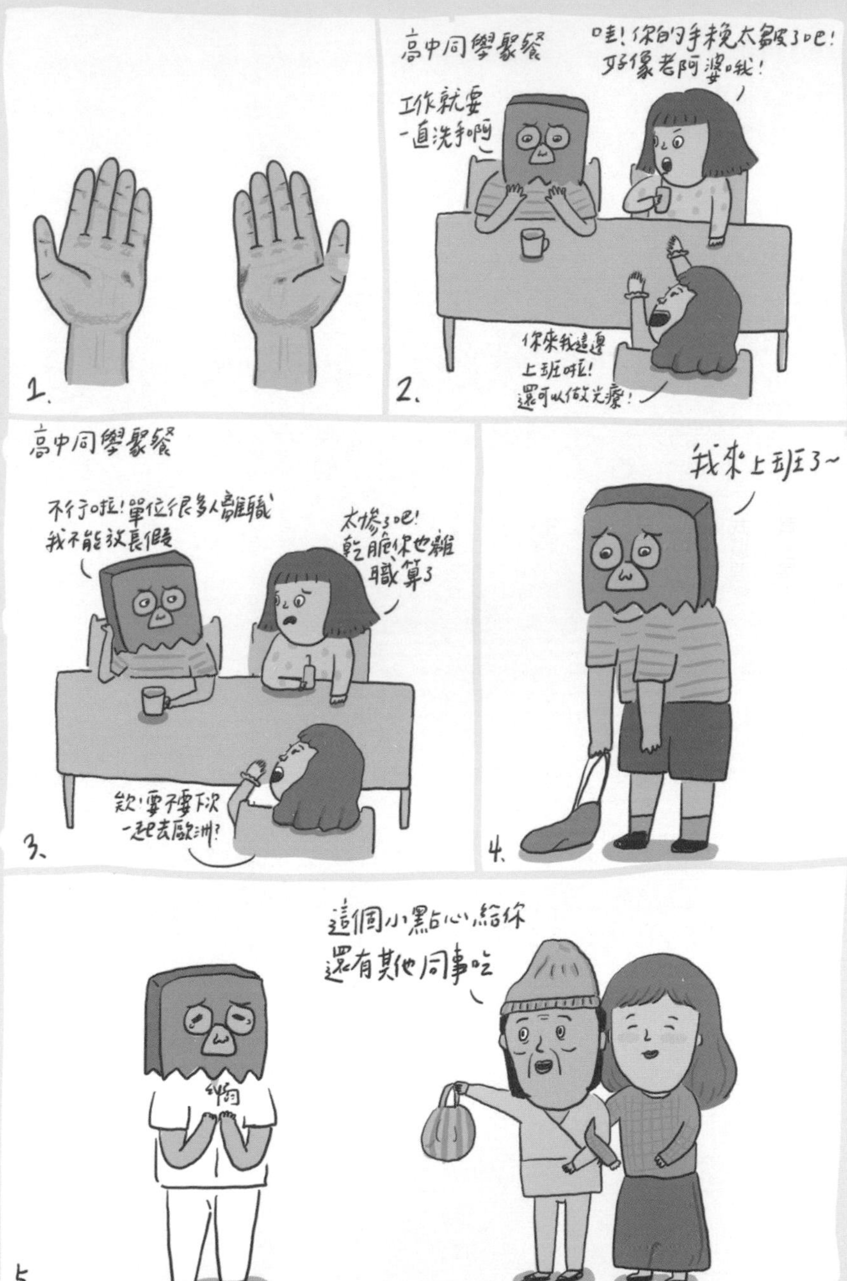
1、
高中同學聚餐
哇!你的手未免太皺了吧!
好像老阿婆哦!
工作就要
一直洗手啊
你來我這邊
上班啦!
還可以做光療!
2、
高中同學聚餐
不行啦!單位很多人離職
我不能放長假
太慘了吧!
乾脆你也離職算了
欸!要不要下次
一起去歐洲?
3、
我來上班了~
4、
這個小點心給你
還有其他同事吃
5、

後記 這該死的工作

「爛死了，這工作就是爛，我討厭死這個工作。」工作一年多的同事一邊說，一邊露出極其厭惡的表情。

我聽著她憤怒地說著，可我什麼話也沒說，好像全盤同意她的想法，其他人看不下去，叫我勸勸她，看能不能讓她往好處想，但我心裡想的是，我能用什麼理由說服她？

護理師這份工作，表面上看起來還不錯，畢竟相較於同年齡的大學畢業生，一畢業就有三萬以上的薪水，但，也就這樣了，就這樣而已，沒有其他表面上的優點了。而且三萬元的薪水不一定每年都會有變動，全看你有沒有好好升等，有沒有拿到好的考績，如果沒有，那就領四、五萬一輩子（這裡說的是病房單位，公立醫院或特殊單位除外）。做的事情沒有比醫院裡其他醫事人員少，甚至還比較多，一輩子就領這麼多了，然後幾乎每天被病人或家屬情緒霸凌和情感勒索。

有人說上夜班還可以拿六、七萬耶，但，誰能上一輩子的夜班？半夜努力跟瞌睡蟲抗戰，下了班想說終於可以睡覺了，結果窗外的白天把瞌睡蟲驅趕得不見蹤影，只能躺在床上翻來覆去，直到上班的時間又到了，那六、七萬是拿肝臟當籌碼換來的，這籌碼，又能用幾年？

這份工作也就真的這麼爛，我還要拿什麼說服她？說服她跟我一樣一做就是十年？我倒也不是熱愛這個工作到非做不可，這工作實質上是真的很爛，但我認為，不管是什麼工作，都要找到它帶給自己的價值，才不會做得這麼痛苦。

很多人問我，如果讓你再選一遍，你還會要當護理師嗎？

而不管被問幾遍，我的答案都是，會。

因為我明白，當我做一些好像沒有影響力的行為，卻能夠改變別人的往後，這對我來說，就是比薪水更有意義的事。

✦ 原來是這些，讓我想繼續當護理師

那位病人第一次住院，我看著她，憑著在腫瘤科打滾數年，我知道有些徵象，代表一個人來日無多了。她皮膚中泛著黃黑、眼白透著螢光黃，那是胰臟癌末期，離死亡不遠的顏色。

我們看得到死亡的顏色，可是病人和家人看不到。她們一家人感情很好，是我這個旁人看著也會會心一笑的那種好，她們會鬥嘴、會彼此調侃，病人不像媽媽，比較像女兒的朋友，我很喜歡她們，喜歡到我不忍看見她們有一天要因為病人離去而傷心欲絕。告訴他們病人來日無多的工作，不是我份內的事，那是醫生應該做的，可是大多數的醫生，都不習慣講這麼白，他們要給病人的，是希望，而不是絕望。

可是我明白，任何一個對死亡沒有準備的人，都會因為死亡突然降臨而痛不欲生，病人離開之後得到的是海闊天空，可是被留下來的人心中卻永遠有一個解不開的結。我不願她們有這樣的往後，於是有一天下班，我對病人其中一個女兒招了招手，我要告訴她，從現在開始，請把病人的每一天，都當作最後一天。

這不是一個簡單的事，因為八成的人只要聽到死亡的話題都避之唯恐不及，我常聽到的推託之詞不外乎就是：「改天再說吧。」「現在需要談這個嗎？」而在對她招手之前，我都是抱持著她會給我這種回應。可是她沒有，她沒有對我有防備，也沒有對我說的話感到生氣，我們的談話很平靜，平靜到我們像是朋友在聊天一樣。

「我知道了，我會好好想想。」她說。

「謝謝你告訴我。」

我忘了有沒有跟她說，謝謝你願意聽我說，護理人員的話通常都不會是什麼好消息，所以我很感謝，每一個願意聽我說的人。

從我告訴她之後，直到病人離開，這一年多的時間，她們一家人把病人的每一天當作最後一天，他們並沒有因此絕望而什麼都不做，而是給病人更多，彷彿把未來濃縮。記得某一天，她們給我看跟病人一起列的計畫清單，有病人想完成的、也有答應病人要完成的，她們笑著告訴我，而我卻有點想哭，這麼美好的一家人，我衷心希望她們全都好好的。

病人離開以後，她們捎來一封信給我，跟我說她們會努力過日子，也不只一次告訴我，謝謝我當初願意跟她們說這個消息。

這些不屬於物質層面的東西，才是我願意繼續做下去的動力，但這些不能靠別人說，要靠自己去領悟才有意義。

你想時代 Living

白衣天使的天堂路

護理師咩姐、牛皮的醫院修（崩）煉（潰）日誌

作　　者　咩姐、牛皮

總 編 輯　張芳玲
企劃編輯　翁湘惟、詹湘伃
主責編輯　翁湘惟
封面設計　魏妏如、陳彥如
內頁設計　魏妏如、陳彥如

太雅出版社
TEL：(02)2882-0755｜FAX：(02)2882-1500｜E-mail：taiya@morningstar.com.tw｜郵政信箱：台北市郵政53-1291號信箱｜太雅網址：http://taiya.morningstar.com.tw｜購書網址：http://www.morningstar.com.tw｜讀者專線：(04)2359-5819 分機230

總經銷：知己圖書股份有限公司
106台北市辛亥路一段30號9樓　TEL：(02)2367-2044／2367-2047　FAX：(02)2363-5741｜407台中市西屯區工業30路1號　TEL：(04)2359-5819　FAX：(04)2359-5493｜E-mail：service@morningstar.com.tw｜網路書店：http://www.morningstar.com.tw｜郵政劃撥：15060393(知己圖書股份有限公司)

出版者：太雅出版有限公司｜台北市11167劍潭路13號2樓｜行政院新聞局局版台業字第五〇〇四號｜法律顧問：陳思成律師｜印刷：上好印刷股份有限公司　TEL：(04)2315-0280｜裝訂：大和精緻製訂股份有限公司　TEL：(04)2311-0221｜初版：西元2020年06月01日｜定價：299元｜(本書如有破損或缺頁，退換書請寄至：台中市西屯區工業30路1號 太雅出版倉儲部收)｜ISBN　978-986-336-391-0

Published by TAIYA Publishing Co.,Ltd.
Printed in Taiwan

白衣天使的天堂路：護理師咩姐、牛皮的醫院修(崩)煉(潰)日誌／
咩姐，牛皮作.——初版.——臺北市：太雅，2020.06
176面；130 x 188 公分.——（你想時代；3）
ISBN　978-986-336-391-0（平裝）

1.護理師 2.通俗作品

419.652　　109004085